健康·智慧·生活丛书

养好气血
少生病

龙迪和/主编 ┃ 时宗庭/副主编

编委会

张海媛　范永坤　李玉兰　黄　辉

黄建朝　黄艳素　张海斌　常丽娟

贾守琳　李红梅　孟　坤

中国纺织出版社

图书在版编目（CIP）数据

养好气血少生病 / 龙迪和主编. —北京：中国纺织
出版社，2016.8（2024.1重印）
（健康·智慧·生活丛书）
ISBN 978-7-5180-2053-9

Ⅰ.①养… Ⅱ.①龙… Ⅲ.①补气（中医）②补血
Ⅳ.①R243②R254.2

中国版本图书馆CIP数据核字（2016）第149167号

责任编辑：张天佐　　　责任印制：王艳丽　　　版式设计：娟子

中国纺织出版社出版发行
地址：北京市朝阳区百子湾东里A407号楼　邮政编码：100124
销售电话：010-67004422　传真：010-87155801
http：//www.c-textilep.com
E-mail：faxing@c-textilep.com
中国纺织出版社天猫旗舰店
官方微博 http：//weibo.com/2119887771
北京兰星球彩色印刷有限公司　　各地新华书店经销
2016年8月第1版　2024年1月第4次印刷
开本：710×1000　1 / 16　印张：13
字数：184千字　定价：39.80元

前 言

在一次坐诊中，出版社的一位编辑找到我，希望能与我合作写一本关于气血养生的书，当他提到这个由头的时候，我便产生了浓厚的兴趣，因为这个念想已在我心里萌出多时，只是机缘没到。其实，我写这本书主要是想答谢一位民间老中医，把他的那些切实有效的养生方法结合我多年的临床经验，广泛地传播出去惠及众人。

他是我一次出差时遇到的民间老中医，学识广博医术精湛，擅治各种外感、内伤及很多疑难杂症，他还自创了一首养生歌诀："男人晨起食生姜，然后温水饮一杯。生起元阳热丹田，一日精神身体健。女人早上五颗枣，再饮一杯蜂蜜水。补血养颜润肠胃，面色红润美到老。……睡前热水老泡脚，每次泡得二十分。日日如此不间断，祛病强身四季健。床上坐直双手搓，双手发热摩涌泉。涌泉穴居脚中央，左右各按三十六。养肾健身神安宁，关灯休息入梦去，身体有所规律行，心态常持知足意……"其实，这朗朗上口的几句歌谣便道出了养生要诀"内养气血，外养精神"。

我们再回头看看几千年的中医文化，都是以"平衡阴阳，形神合一"为养生宗旨，一个人阴阳平衡，神清气和，那么其血液状态也必定干净，流动通畅，这就是所谓的阴阳平衡气血顺。

那么，调养气血需要配合做到哪些方面呢？从生命的角度来说，人的生命得以延续要靠饮食来维系，人体的五脏六腑、四肢百骸、气血运行无一不需要营养的供给，倘若人体得不到饮食的保障，人则无法健康生存，所以想拥有一个健康体魄，就要吃得健康。其次是起居，也就是运动和休息的合理安排，无论是久坐久睡还是过度疲劳，都会间接损害身体的健康。再者就是心态，好的心态是健康的最大保障，笑对世事变故，不动辄去埋怨嗔怒，随心、随性、随缘，保持一种乐观向上的心理，是活得健康的重要法则。

在此，我希望本书中提供的气血养生方法能真切地帮到读者朋友们，这是我的心愿，也是那位民间老中医的心愿。愿大家身体健康！

目录

第二章

人的生、长、壮、老就是气血的盛衰变化 43

第三章

气血不足是百病根 97

第四章

未病先防，养气补血是终身大事………………… 125

第五章

中医调养气血两大法宝——按摩与养生操 177

第一章

气血是人体健康的『总调度师』

气血是人体生命活动的基础，中医讲："气血不足是百病根"，并将其形象地比喻成人体健康的『总调度师』。当人体气血畅通、充足时，人就能吃能睡，精力充沛，面色红润，身体强健；反之则要受病痛之苦。由此可见，养生首先要养气血。

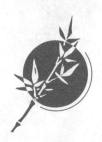

气究竟为何物

我们常说，养生即是养气。那么在中医学里，"气"到底是指什么？它对于生命有什么重要意义？应该如何保养我们体内的"气"呢？这些看似简单的问题，其实就涵盖了下面所要讲述的关于"气"的大部分知识。

🌱 气从何处来

中国文化最古老的一部经典——《易经》中记载着非常著名的八个字："天地氤氲，万物化醇"。氤氲，也就是最早的混沌之气，被认为是宇宙最原始的物质，它经过宇宙运动变成阴阳二气，然后阴气、阳气相互作用才诞生了万物。

同时，《易经》中又说道："男女媾精，万物化生。"就是说，男人女人也是通过阴气与阳气相合而化生出了世界上的无数生命。《易经》的这种气本体观点，说明了生命的物质基础，也奠定了中华养生学的理论基础。

上面所说的"气"，实际上只是人体内蕴藏着的气的一种，即我们常提到的先天之气，它是禀受父母先天的精气，藏于肾中，成为构成人体的基本物质，从每个人一出生起，就需要依靠它来发挥人体的各项生理功能。

另外一种叫清气，是通过人体本能的呼吸运动，由肺所吸入的大自然的新鲜空气。由于人体内肺脏的呼吸运动时刻不能停止，所以清气对于人的生命活动同样具有非常重要的意义。

第三种为我们身体提供能量的水谷之气，简单地说，就是通过摄入饮食中的营养物质，再由脾胃运化、吸收其精微，然后运行于全身而得到的一种

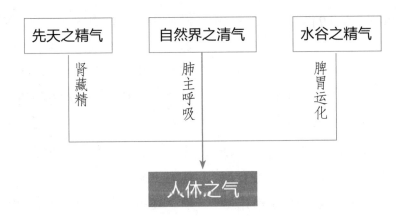

先天之精气	自然界之清气	水谷之精气
肾藏精	肺主呼吸	脾胃运化

人体之气

气。水谷之气是人体所需营养物质的主要来源，不可一日或缺。

生命不止，气流不息

我们常说的一句话叫"人活一口气"，人就是因为有了"气"才能活着。气是介于有形和无形之间的一种物质，用肉眼是看不到的，但又是维持人体生命活力的基础物质，是人体各脏腑器官活动的能量来源。

气的运行通道一般被称为经络。经络是什么，目前还没有人能够解释得清楚，但有一点大家都知道，只要人一天不断气，人体内的气就会一直流动着。《灵枢经·脉度》中指出："气不得无行也，如水之流，……其流溢之气，内溉脏腑，外濡腠理。"可见，气像水流一样游走于全身各脏腑、经络等组织器官中，就如同日月循环运转，永不停止。人体正是由于气的不断运动，才能吐故纳新，升清降浊，维持正常的新陈代谢及生命活动。

气的运动形式多种多样，但升、降、出、入这四种是其最基本的形式。升降，是指气的上下运动；出入，是指气的内外运动。人体的脏腑、经络等组织器官，都是气升降出入的场所。气的升降出入运动，是人生命活动的根本，气的升降出入运动一旦止息，也就意味着生命的终止。

气的升降出入运动，是协调各种生理功能的一个重要环节。在生理上，气的升降出入运动之间的协调平衡，被称作"气机调畅"；而升降出入的失调则被称作"气机失调"，也就是说处于病理状态。

🎋 气的七大功能

◎ 推动作用

推动作用是指气具有激发和促进人体的生长发育以及各脏腑、经络等组织器官的生理功能，推动精、血、津液的生成、运行及代谢等。如果气的推动、激发作用减弱，就会影响到机体的生长、发育，或者出现早衰，或者使脏腑、经络等组织器官的生理活动变弱，同时，还可能使血和津液的生成不足，运行迟缓，从而引起血虚、血液运行不利等病理变化。

◎ 防御作用

防御作用是指气有保护肌肤表面，防御外邪入侵的作用。机体的防御作用是非常复杂的，虽然包括了气、血、津液和脏腑、经络等组织器官的多方面的综合作用，但不可否认的是，气在这里起到了相当重要的作用。如果气的防御作用减弱，全身的抗病能力必定会随之下降，机体就容易患上疾病。

◎ 温煦作用

温煦作用是指气具有产生热量、温暖人体的功能。气是人体热量的来源，人体的体温要靠气的温煦作用来维持恒定，各脏腑等组织器官，需要在气的温煦作用下进行正常的生理活动，血和津液等液态物质也要依靠气的温煦作用，来进行正常的循环运行。如果气的温煦作用失常，不仅会出现畏寒喜热、体温下降、血和津液运行迟缓等寒象，还可引起气聚不散，气郁而化热，出现恶热喜冷、发热等热象。

◎ 固摄作用

固摄作用是指气对血、津液等液态物质具有防止其无故流失的作用。具体表现在：固摄血液，可使血液循脉而行，防止其逸出脉外；固摄汗液、尿液、唾液、胃液、肠液和精液等，控制其分泌排泄量，以防止其无故流失。如果气的固摄作用减弱，会导致体内液态物质大量流失的危险，比如，各种出血、自汗、小便失禁、流涎、泛吐清水、遗精、滑精和早泄等。

◎ 气化作用

气化作用是指通过气的运动而产生的各种变化。具体地说，包括精、气、血、津液各自的新陈代谢及其相互转化。例如，气、血、津液的生成，都需要将饮食物转化成水谷之精气，然后再化生成气、血、津液等；津液经过代谢，转化成汗液和尿液；饮食物经过消化和吸收后，其残渣转化成糟粕等等，都是气化作用的具体表现。如果气化功能失常，将会影响到气、血、津液的新陈代谢，饮食的消化吸收，以及汗液、二便等的排泄，从而形成各种代谢异常的病变。

◎营养作用

营养作用是指气能够为机体各脏腑组织提供营养物质，以维持其正常的生理功能。具体表现在：第一，水谷精气为全身提供了生命活动所必需的营养物质；第二，通过卫气来温养肌肉、筋骨、皮肤、腠理，通过营气来化生血液，提供给五脏六腑以及四肢百骸营养；第三，通过经络之气来输送营养，濡养脏腑经络。

◎中介作用

中介作用是指气充斥于人体内各个脏腑组织器官之间，成为它们相互之间联系的中介。脏腑之间的各种生命信息，可以以气为载体，以经络或三焦为通道而相互传递，来维护脏腑之间的功能协调。比如，针灸、按摩等外治方法的刺激和信息，也是通过气的感应和载体

作用而传导于内脏，达到协调机体生理活动的目的。

气的这七种功能虽然各不相同，但又相辅相成，密切配合，共同维持着正常的生命活动。当气不能正常发挥作用的时候，我们的身体就会生病，表现出气滞、气郁、气逆、气陷的症状，这也是为什么历代养生者对"养气"格外重视的原因。

🌱 支撑人生命的四种气

由于气的主要组成部分、分布部位和功能特点的不同，中医学里又把它分为元气、宗气、营气、卫气等四种主要类型。

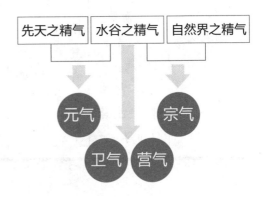

◎元气

通俗说来，元气是指人体中的正气，与"邪气"相对，它具有推

动和调节人体生长发育、生殖以及推动和调控脏腑、经络等组织器官生理活动的作用。藏于肾中的元气，是人体与生俱来的一种气。这种"气"对于人体来说就像个火种，需要随时补充帮助它燃烧的成分，如水谷精气。如果对"火种"不加妥善保养，一旦其势衰竭，人的生命之火也将熄灭。从这个比喻上看，大家就应该能够明白元气对于我们的重要性了吧。所以一定要节约使用，恰当地加以保养。孔子寿龄七十三岁，孟子寿龄八十四岁，民间"七十三，八十四，阎王不请自己去"的说法也是由此而来。在当时的生活环境下，这两个人能享受到如此的高寿，与其重视培养元气有直接的关系。

元气的表现

元气充足的表现	气色好，声音亮，睡眠和饮食状况良好，思维反应敏捷，运动时心不慌，不咳不喘				
	观舌相	观精神	观寒热	观病痛	观面色
元气不足的表现	阴虚者：舌质红，舌形瘦，苔少而薄 阳虚者：舌质淡嫩，舌形胖，舌苔白而厚	阴虚者：燥热不安，易发火 阳虚者：气短，懒言，抑郁不乐，疲惫无力	阴虚者：怕热，出热汗，手心燥热 阳虚者：怕冷，出凉汗，手脚发凉	阴虚者：腰酸软 阳虚者：腰冷痛	阴虚者：颧红，脸呈绛色 阳虚者：面色青白无光

◎宗气

宗气是聚积在人体胸中的气，又称大气，主要由水谷之气和自然界的清气所化生。经脾胃消化吸收的水谷之气，向上输送到肺，与肺吸入的自然之清气相结合，便成为宗气。

宗气形成后，聚集在胸里的气海处，并贯注于心肺之脉。它的主要作用是推动肺的呼吸。像言语、声音、呼吸的强弱、嗅觉的灵敏度都与宗气有关。它还能够协助心气推动心脉的搏动、调节心律，宗气的这一作用影响着人体脉搏的强弱、节律和血液的运行，并影响着肢体的寒温和活动能力。若宗气不足，可出现气短，呼吸急促，气息低微，肢体活动不便，心脏搏动无力等症状。

◎营气

营气是具有营养作用的气，与血有着密切关系，由于营气与血经常一起运行于血管中，所以也有"营血"的称呼。营气主要由脾胃中消化吸收的营养物质所化生，它从中焦开始，经肺进入经脉，周流全身。营气注入到血管中，成为血液的组成部分，并促进了血液的化生。同时，营气也会为全身的生理活动提供营养。

◎卫气

卫气是负责保卫及抵抗外邪的气，它可以被理解为身体免疫系统的一部分，能保卫身体免受疾病的侵袭。与营气一样，它也是由脾胃中消化吸收的营养物质所化生，但两者循行的位置却不同，卫气行于血管外，营气行于血管中。

卫气具有寒凉的特点，而营血则具有温暖的特性。营气和卫气是经常相互影响的，例如，当一个人感冒时，怕冷而不发烧，那就是卫气郁积在体表；如果是发烧而不怕冷，那就是营气郁积，需要用不同的方法去治疗。

除了这四种气以外，与人体健康相关的"气"的概念，其实还可以延伸到更加宽泛的范畴。例如，有人针对"养气"总结了十六句诀窍：慎言语以养神气，忌狂喜以养心气，乐助人以养胆气，善制怒以养肝气，少忧思以养脾气，食清淡以养胃气，常咽津以养肾气，深呼吸以养肺气，多运动以养骨气，广交友以养人气，好读书以养灵气，不显露以养元气，居中道以养和气，意内守以养真气，去惰性以养志气，坦胸襟以养正气。

这些宝贵的养生保健经验，是人们在长期与疾病作斗争的过程中不断摸索出来的，可以称作是养生的真知灼见。在后文中，对其中提到的各种"养气"方法，都会有所涉及。

血背后的秘密

　　现在，大家对"气"已经有了一个较全面的认识，接下来要说的，便是与气一起构成人体和维持人体生命活动的重要物质——血。中医所说的"血"有两层含义，其一是指西医讲的流动在脉管中的"血液"，具有营养和滋润全身的生理功能；其二是指与"气"同在的运行载体。与"气"比较起来，大家对于血肯定更加熟悉，比如，有的人贫血，有的人晕血，受伤了会流血，生病了会抽血检验，有爱心的人则会去献血等。既然血液与我们每个人都密切相关，就有必要对它作一些深入的了解。

🌿 血从何处来

　　在传统的中医学里，有"人以水谷为本"的说法。我国最早的中医经典著作《黄帝内经》中指出："五谷入于胃也，其糟粕、津液、营气分为三隧……营气者，泌其津液，注之于脉，化以为血。"明末清初的医学家喻嘉言也说过："饮食多自能生血，饮食少，血不生。"这些都说明饮食与生血有着非常密切的关系。人体摄入食物，经胃肠消化吸收后的水谷精微是血液生成的物质基础。水谷精微中的精气与自然界的清气相结合而生成营气，营气加上津液，便生成血液，所以说血液主要是由营气和津液所组成。

　　另外，血液的生成还涉及到脾胃、肝肾、心肺等多个脏腑，其中以脾胃的作用尤为重要。如古代的综合性医学著作《华氏中藏经》中，借用五行理论，用心、脾、肺、肾、肝的母子关系说明了五脏在血生成上的内在联系："心主血，血为肉之母；脾主肉，肉为血之舍；肺主气，气为骨之基；肾主骨，骨为筋之本；肝主筋，筋为血之源。"简单说来，就是饮食进入胃以后，要经过五脏六腑各自的功能和相互配合作用才能完成。

心在血液生成中的作用

心生血的过程，清代医学家唐容川已对此有过解释："食气入胃，经脾化汁，上奉心火，心火得之，变化而赤是为血。"可见，饮食经过脾胃的消化吸收过程后，其水谷精微再通过"心"对造血器官的作用便可变成血液。

血液之所以能够昼夜不停，几十年如一日地在脉管中循环流动不息，中医学认为主要是靠心气的推动。心脏和血管在结构和功能上是密不可分的，心脏连着血管，血管连着心脏，组成了无端的循环途径。心气的盛衰，可以从血脉的改变上反映出来，所以《黄帝内经》里说："心之合脉也，其荣色也"。若心气旺盛，血脉充盈，则脉搏和缓有力；若心气不足，心血亏少，则脉细弱或节律不整；若心血瘀阻，则脉涩不畅或出现结代。

心血不足的症状包括心悸、失眠、多梦、头晕、健忘、心绪不宁、面色淡白无华、指甲苍白、四肢无力、唇舌色淡、脉细无力等。

肺在血液生成中的作用

在中医理论里，肺的第一功能是"权衡治理，主一身之气"。人的一身之气，全是由肺主管的。气能生血，气旺则生血功能强，气虚则生血功能弱。肺通过"主一身之气"的作用，使脏腑的功能旺盛，从而促进了血液的生成。

肺在血液生成中的作用，主要是指全身的血液都通过百脉会聚于肺，经过肺的呼吸，进行体内外清浊之气的交换，然后再将富含清气的血液通过百脉输送到全身，即肺朝百脉。肺朝百脉的功能是肺气的运动在血液循环中的具体体现，其实质是助心行血。凌晨3点到5点的时候，是肺经当令，它开始重新分配全身的气血，所以凌晨3点到5点的睡眠，是必须要保证的，这个时候如果不睡觉，就会干扰肺气对全身气血的输布。

肺的阴阳气血失调常见症状包括：咳喘无力，痰液清稀，声音低怯，面色淡白，神疲体倦，或有自汗，畏风，易于感冒；咳嗽无痰或痰少而黏，口咽干燥，形体消瘦，午后潮热；五心烦热，盗汗，颧红，甚则痰中带血，声音嘶哑；舌淡苔白或舌红少津，少苔或无苔等。

脾胃在血液生成中的作用

中医认为，血主要由营气和津液组成，而营气和津液都是来自于所摄入的饮食，经过脾和胃的消化吸收而生成水谷精微，所以脾胃可称作是气血生化的源泉。明代皇甫中《明医指掌》指出："血者，水谷之精也，生化于脾。"脾脏是人体内最大的免疫器官，内含丰富的血管，贮存有一定量的血液，并对流经的血液进行一些"清扫"工作，如清除细菌、病毒和衰老的血细胞等。

由于经过脾胃所吸收消化的水谷精微是化生血液的最基本物质，而先天的肾精也要依赖后天水谷精微的补充滋养，所以脾胃吸引消化功能的强弱，在血液生成的过程中发挥着十分关键的作用。

脾胃的运化功能是否强健以及饮食营养的优劣，都可以直接影响血液的化生。若脾胃功能强健，水谷精微化源充足，则血液充盈；若脾胃虚弱或饮食营养长期摄入不良，都可导致血液化生乏源，从而形成血虚的病理变化。

气血两虚是脾胃不健、营养不良导致的典型证候，表现为体倦乏力、饮食减少、大便稀溏等。此外，如果兼有心血虚者，还表现为失眠、心悸、健忘等。

肾在血液生成中的作用

中医认为营血的生成不仅源于后天脾胃的生化，还必须依靠肾精作为生化之本，精血同源，精与血可互相转化。如隋代《诸病源候论》指出："肾藏精，精者，血之所成也。"说明血可化为精。清代张志聪《侣山堂类辨》说："肾为水脏，主藏精而化血。"又说明精可化为血。这些记载为我们明确了肾、骨髓与血液三者之间的关系：一是肾藏精，精生髓，精髓也是化生血液的基本物质之一；二是肾精所化生的元气，对全身各脏腑功能均有激发和推动作用，从而有助于血液的化生。所以肾精充足，元气旺盛，则血液的生成充足；而肾精亏虚，元气不足，往往会导致血液的生成不足。肾精亏虚的症状主要表现为生长、发育与生殖的障碍或早衰等。中老年人则表现为较同龄人早老，或是严重的体虚羸弱，如牙齿松动、耳鸣耳聋、健忘痴呆、骨质疏松等。

小测试　看看你是否贫血

1. 皮肤粗糙、无弹性。　2. 舌质淡白、舌苔薄。

3. 面色苍白、无光泽。　4. 嘴唇淡白、无血色。

5. 失眠多梦、黑眼圈。　6. 下蹲站起、头发晕。

7. 头发干枯、易脱发。　8. 倦怠无力、记忆差。

分析：若有两种以上的症状出现，一般属于中度以上贫血。建议用阿胶、当归等中药材加工后进行补血；若仅有一种症状，属于轻度贫血，可以通过服用动物肝脏、红枣、桂圆、花生等食疗方法来辅助补血。

肝在血液生成中的作用

对于肝脏在血液生成中的重要作用，清代张璐的《张氏医通》中说得非常明白："气不耗，归精于肾而为精；精不泄，归精于肝而化清血。"肝能够储藏食物中的精微物质，作为造血原料。在血液的生成过程中，一方面，肝的疏泄功能有助于脾胃的运化，对水谷精微的化生有重要作用；另一方面，由于肾精与肝血之间有着相互滋生、转化的同源关系，因此肝也参与了肾精化血的过程。

血液的作用主要是营养人体，以及供各组织器官功能活动之需。但在不同功能活动的情况下，各个脏腑组织器官所需血量有所不同，这种有机的调节，主要是由肝来完成的。

肝和脾内都含有丰富的血管，有一定的贮血功能，在剧烈运动或人体失血时，它们都能够及时地把贮存的血液释放出来供给使用。不过，它们的质地都比较"脆"，受到外力冲击容易破裂引起体内大出血，应当引起注意。

肝血虚是血虚证中最常见的类型，表现为疲倦乏力、头晕、眼花、指（趾）甲苍白、毛发干枯、皮肤无光泽、肌肉酸痛、关节不利、失眠、多梦、心悸、妇女月经量少或闭经、舌淡苔白、脉虚弱等。

综上所说，人体内血液的生成，是以水谷精微中的营气和津液为主要物质基础，而血液能够循行全身，又与心气的推动、脾气的统摄以及肝气的贮藏和调节密切相关，所以临床上常用补养心血、补益心脾、滋养肝血和补肾益髓等方法来治疗血虚之证。

🎋 血是生命的源泉

维持一个家庭，开门七件事：柴、米、油、盐、酱、醋、茶；而一个人要活着，就需要营养和氧气的充分供应。营养的作用是提供能量，氧气则是帮助"燃烧"营养，以产生身体每时每刻都需要的能量。身体中的每个细胞都缺少不了营养及氧气。

我们都知道，身体内的细胞数以亿计，从内部的骨髓、内脏到外部的皮肤、毛发，它们密密麻麻地分布在各个器官中，这些细胞都需要营养和氧气来生存。那么，营养和氧气是通过什么渠道输送的呢？

承担起这一繁重工作的便是身体中的循环系统，也就是包裹着全身细胞的绵长而分布广泛的巨大的网络——血管。血管粗的直径有3厘米，细的直径还不到10微米，在它里面流动着的血液，不断地把机体新陈代谢所需的氧气和营养物质如蛋白质、糖、脂类、维生素、水和矿物质等，运输到身体的各个部位，供组织细胞维持正常功能所需。然后，又把机体代谢过程中产生的废物如二氧化碳及其他废物如尿素、尿酸等从组织中回收，运送到肺、肾、皮肤和肠道等处，最后排出体外。

人体的皮肤、肌肉、筋骨和脏腑等，都需要血液供给营养，才能维持其功能活动，因此有"目受血而能视，足受血而能步，掌受血而能握，指受血而能摄"的说法。血液的正常循行需要两种力量的支持，即推动力量和固摄力量。这两种力量的协调平衡维持着血液的正常循环流转。如果推动力量不足，就可能出现血流缓慢、血瘀等症状；如果固摄力量不足，就可能出现血液外溢，导致出血。所以血液循环要在心、肺、肝、脾、脉等脏腑组织的共同作用下来完成。

除了运载营养和氧气外，血液的功能还表现在其他几个方面。

首先，血液充当了一个"营养师"的角色。血液由营气和津液组成，营气是水谷精微中的精华部分所化生，津液可以濡润全身，因此血液的首要功能便是营养和滋润作用。血液行于脉管中，沿着脉管运行全身，内至五脏六腑，外达皮肉筋脉，对全身各脏腑组织不断地发挥着营养和滋润作用，以维持其正常的生理功能。

血的营养滋润作用可以从面色、两目、肌肉、皮肤、毛发、肢体运动等方面反映出来。若血液充足，营养滋润功能正常，则表现为面色红润，视物清晰，肌肉丰满壮实，肌肤、毛发有光泽，筋骨强劲，感觉和运动灵敏；若血液亏虚，营养滋润功能减弱，除了可能引起脏腑组织功能减退外，还会出现面色萎黄，视物昏花，唇甲色淡，皮毛枯槁，肌肉消瘦，筋骨痿软，肢体麻木，运动不灵活等症状。

其次，血液还起着"调节器"的作用。人体维持正常的生理机能，需要有一个相对稳定的内部环境，如体温、酸碱度、渗透压等。这些都有赖于血液内的成分在循环过程中与外界环境和体内的组织细胞不断地进行物质和能量交换，通过神经和体液因素发挥其调节作用。比如，血液中含量最多的水分比热较大，可以缓冲体温变化，一方面大量吸收体内产生的热，另一方面将热运输到体表进行散发；血液中的有机物大部分是蛋白质，除起到动输作用外，还有维持渗透压和血液酸碱平衡的作用。

同时，血液还是一名合格的"警卫兵"。血液中的白细胞能够吞噬和分解体内的坏死组织和外来的致病微生物，构成一道坚实的防御屏障；血液中的免疫球蛋白物质，也就是我们常说的"抗体"，它也可以杀灭细菌、病毒和分解异物，来防御外来侵袭，保护机体；还有，血液中的血小板和血浆中的各种凝血因子，能够保证机体具有正常的止血功能，即不会使血浆凝固，又不会出血不止。

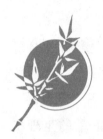

气血相生共长，缺一不可

如果把人体比作一种植物的话，那么气就是阳光，血就是雨露，二者共同作用于人体，使其茁壮成长。这一点，不仅对整个人体如此，对每一个脏腑也是如此。

气为血之帅

"血为气之母，气为血之帅"，是形容气血关系最常用的一句话，最早出现在《黄帝内经素问》中。而气对血的这种"统率"作用，具体表现在气能生血、气能行血、气能摄血三个方面。

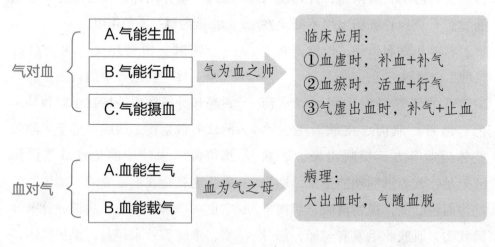

气与血的关系

◎气能生血

气能生血是指血液的化生离不开气这一动力。上面已经提到，血液的化生是以营气、津液和肾精作为物质基础的，在这些物质本身的生成以及转化为血液的过程中，每一个环节都离不开相应的脏腑之气的推动和激发作用，这便是血液生成的动力。因此，脾气旺盛健运，则化生血液的功能加强，心血和肝血充盈，在外部的表现是面色红润、两目视物清晰。如果脾气亏虚，运化水谷的力量减弱，血液的化生失掉了源头，就会导致心血或肝血亏虚，在外部的表现则是脸色没有光泽、两眼无神、视物昏花，以及气短乏力，心悸等。所以说"气旺则血充，气虚则血少"。临床上治疗血虚这类病变，常常用补气药配合补血药使用，疗效大多不错，这就是源于气能生血的理论。

《医宗必读》中说道："血气俱要，而补气在补血之先；阴阳并需，而养阳在滋阴之上。"把补气提到了补血之前，也就是说，在失血的情况下，更需要补气，以恢复机体的功能，只有体内的气充足了，血液才能逐渐得以化生。

中医临床中经常把补血和补气的药搭配应用，而使用频率排在前面的有当归、白芍、甘草、人参、熟地、黄芪、生地、党参等25味药物。这25味药物，即可组成四君子汤、四物汤、芍药甘草汤等调补五脏气血的经典名方。

对于血虚等证，清朝的名医傅青主主张通过补气来补血，在养血的同时先补脾肾之气，以脾肾之气来生血。有一个很典型的例子，傅青主开过一个治疗孕妇血虚的方子，其中选用生黄芪能够补益中气；熟地、麦冬、当归、川芎可以养血益阴，令血液流通更加旺盛。其他还有很多类似的方剂，都是在"气能生血"理论指导下的临床实践的产物。

◎气能行血

关于气的作用，清代唐容川在《血证论》解释得非常清楚："运血者即是气"。血液的运行，主要是依靠心气的推动，肺气的敷布，肝气的疏泄。气行则血行，气滞则血瘀。气一方面可以直接推动血液运行，另一方面又能够促进脏腑的功能活动，通过脏腑的功能活动来推动血液运行。气的正常运动，对保证血液的运行有着重要意义。如果体内有一息气不能正常运行，则相应地血液便有一息不畅。在病理上，气的功能障碍如气虚或气滞、气逆，也常可引起血行不利，出现血瘀等证。所以临床治疗血瘀证时，不仅要采用活血化瘀的方法，还应该辨别不同的病因而兼用补气、行气、破气、降气等药物来达到治本的目的，这样才能取得满意疗效。

◎气能摄血

人体内血液通道的长度可以环绕地球两周，相信很多人都会为之大吃一惊吧！事实上，我们就是依靠这条悠长的通道以及在其内流动的"血液"来维持生命的。而血液能够始终顺畅地在脉管中循行，离不开气的固摄作用。脾气充足，就会发挥其固摄的作用，使血液行于脉中而不致逸出脉外，从而保证了血液的正常运行。如果脾气虚弱，

失去固摄作用，往往会导致各种出血病变，临床上称为"气不摄血"或"脾不统血"。摄、统，都是控制的意思，也就是说，血液是有赖于气的控制而在脉管中正常运行的。脾的运化功能健全、旺盛，则气血充盈；当出现脾虚时，气的固摄功能就会减退，出现脾不统血的症状，轻者皮下出血形成瘀斑，影响皮肤的美观，重者则会出现鼻出血、便血、尿血、月经失调、功能性子宫出血等问题。因而治疗这些出血病变时，要采用健脾补气的方法，益气以摄血。

养生一点通

气不摄血的食疗法

气不摄血的临床表现有：精神倦怠，心悸气短，面色苍白，食欲不振，头晕目眩，舌淡，苔白，脉细等。

◇药膳一：鸡血汤

配方：鸡血50克。

制法：将鸡血蒸熟切丝，做成酸辣汤。佐餐食用。

功效：开胃补血。

◇药膳二：归芪蒸鸡

配方：当归20克，炙黄芪100克，子母鸡1只。

制法：将子母鸡洗净，放入开水中去血水，用清水冲洗干净，将黄芪、当归装入鸡腹中，放入盆中，加葱、姜及各种调料、清汤，盖上盆盖，上笼蒸2小时后取出即可。佐餐食用。

功效：益气，健脾，摄血。

🧠 血为气之母

在气与血的关系中，如果说气是血液生成和运行的动力，那么血就是气的物质基础和载体。气以推动、温煦为主，血以营养、滋润为主，所以血到之处气一定到，而气到之处血却未必跟随。这一点跟我们人类的"母子"关系是何等的相似啊。中医学认为，人体脏腑的气血不足，必然会表现在脸色上。气虚则脸色萎黄。如有些产妇在生产后，面部皮肤缺少光泽，显得苍白，手部皮肤粗糙，指甲无血色、不光滑。这就是因为她们产后缺乏充足的睡眠，元气不足，才看上去显得憔悴和苍老。接下来，我们还是来看一下这对所谓的"母子"究竟是一种什么样的关系吧。

◎ 血能养气

在人体的各个部位中，血液不断地在为气的生成和功能活动提供营养，所以血足则气旺，血虚则气衰。人体脏腑、关节等任何部位，一旦失去血的供养，就会出现气虚或气的功能丧失等病变。血虚的病人往往兼有气虚的表现，其道理即在于此。

关于血虚的症状有一个很形象的说法，叫"一细五白四不养"。"一细"指脉细弱，"五白"指面白、唇白、（指）甲白、舌白、眼白，"四不养"指不养心（心悸、多梦、心神不宁）、不养肝（耳鸣、胁痛、情志不畅）、不养头目（头晕、视力减退）、不养肢体（皮肤干燥、关节屈伸不利）。这些症状中，如头晕、面白、心悸等，同样也是气虚的表现。

◎ 血能载气

中医认为，"肝藏血"而"血能载气"。气是依附于血才得以存在于体内，并以血作为载体而能运行全身的。人体内的脏腑和经络之气的生成以及调和，除了与先天之气有关外，还要依赖于后天之气的不断充养，而后天之气流布于脏腑经络，主要靠血液的运输作用。当血液大量丧失时，常常会引起气脱病。出血过多使气失去依附，而出现面色苍白、四肢厥冷、大汗淋漓、脉微细等症状，相当于出血性休克。所以在临床治疗大出血的气脱病时，需要同时配合止血补血的方法。

"血能养气"与"血能载气"体现了血对于气的基础作用，所以将其概括成了一句话：血为气之母。

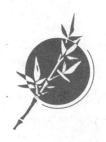

气血畅通方为养生之道

　　现代很多人不是气血不足，就是气血不畅，这里面既有个人体质的因素，更多的是由于各种不良的生活习惯所引起。气血不足和不畅，会直接或间接导致各种疾病的产生，从而损害身体的健康；另外，由于气候和季节变化对人体内的气血运行影响极大，所以，下面我介绍养生与气血关系时，主要是从这两个方面来着手。

祛病是养生的基础

　　提到养生，就回避不了生活中所存在的形形色色的疾病。养生相对治病而言，是一个较高层次的概念，但是要实现养生这一高极目标，首先要做的无疑就是祛除机体疾病。

　　有关机体正常生理活动和健康的标准，古人常用"正平"或"平"加以概括。《黄帝内经素问·至真要大论》说："气血正平，长有天命。""正平"即平衡之意。气血平衡是人体生理功能正常的标志。气血的正常平衡也不是绝对和静止的，而是处于一个动态的平衡中，因为人在生长、发育、盛壮、衰老的过程中，机体内一直在进行着一系列复杂的生理活动，不断地进行着新陈代谢，为此就需要气机一刻不停的升、降、出、入运动，血液周而复始的循环流动，从而完成人体所需物质的运输和代谢。气血在不断的运动中，必须保持相对平衡，这样才能各司其职，完成其生理功能，如果气血运行失常，就会影响到五脏六腑、表里内外、四肢九窍等的协调平衡，出现各种病变。

　　下面，我就通过中医所讲的疾病最常见的六种病因，来说明气血给我们的身体所带来的各种影响以及应对方法。

◎第一种是风，包括伤风、风寒、风湿、中风等

伤风多由风热犯肺，内郁化火，气血凝滞不通所致；而风寒一般是由于身体内的气血不足，寒气乘虚而入所致。以上这两种病症采用刮痧疗法比较有效，刮痧可以通经络、理气血、调阴阳，如再内服解表化湿、理气和中的中成药，就能迅速缓解症状。

对于伤风患者的具体做法是，弯曲右手食指和中指，蘸上水，然后在病人鼻梁上部、颈部、胸部、脊柱两侧处，自上而下地刮，先轻后重，直至皮肤出现紫红色出血斑点即可；对于风寒患者，可用食指和中指的指背蘸上水，在颈的前部分成三条竖线来揪，直至颈部出痧为止。

风湿多数是由气血不足，络脉空虚，经气不畅所引起。对于这种顽固易反复的病证，可以用"冬病夏治"的方法，如穴位敷灸、药浴等。中风的病机主要是年老气血亏衰；劳倦过度，或情志过极等导致脏腑阴阳失调，气血逆乱所致。建

议患者每天要抽出30分钟或1小时进行锻炼，增强体质；戒烟戒酒，防止血液黏稠度过高，保持良好的血液循环；合理饮食，少吃多餐；劳逸结合，保证睡眠等。

◎第二种是寒，根据症状分为外感寒邪和内生虚寒两种

不管是外寒还是内寒，都是由于人体受寒，使机体气血凝滞、运行不畅导致。对于这类患者，建议平时要加强体育锻炼，多做手足和腰部的活动，以加强血液循环，另外要多吃一些性属温热的食品，以提高机体耐寒力。

◎第三种是暑，分为伤暑、暑湿兼表症、中暑等

夏天气候炎热，对人体消耗较大，如果人体内的正气不足，湿热之邪便会乘虚而入，容易引起暑病。因此在夏季应该避免在烈日下过度暴晒，注意室内降温措施，使居室环境尽量做到通风凉爽，保证睡眠，注意饮食，家里备些防暑饮料和药物，如西瓜、酸梅汁、绿豆汤等。

◎第四种是湿，常见湿症有伤湿、寒湿、湿热以及内湿等

人们常说，气血亏，寒湿重，

不是热，就是凉。各个年龄段的人都可能受到湿的侵袭，尤其是30～50岁的人，属生命中"土"的年龄段，体内湿气更重。湿症患者不宜暴饮暴食、酗酒，要少吃肥腻食品及甜食，多吃一些有利湿作用的豆芽、冬瓜、木瓜、山药等。早起活动到出汗为止，以帮助排湿，也可以采用全身艾熏法，能有效去寒湿，通气血。

◎ 第五种是燥，通常分为外燥（凉燥、温燥）以及内燥

温燥和凉燥都属于外燥而兼寒热，它们的发病时间有先后之别，温燥一般见于初秋，热气未尽之时，凉燥常发于深秋近冬之时。主要原因是津液不足，其次是血虚。除了一般的皮肤护理、多喝水外，"药食同补"也特别重要。因为人体津液不足无法靠喝水来改善，所以建议用沙参、黄芪、当归、麦冬、银耳、枸杞等药材，搭配阿胶、大枣、黑芝麻、枸杞、花生等食用，来补养气血。

◎ 第六种是火，分为外火和内火

外火是由外感燥热之气，或由风、寒、暑、湿、燥等症转化而来。内火的产生主要是由脏腑阴阳气血失调所致。外火和内火又相互影响，内生之火可招致外火。可及时补充水分和矿物质，补充水分最好是少量、多次，另外可食用含钾高的食物，如水果、蔬菜、豆类和豆制品、海带、蛋类等。并且要学会调整自己的情绪，保持平和、乐观、愉快的心态，避免不良精神刺激，减少"七情"化火。饮食宜清淡，少吃辛辣刺激、辛温燥热与油腻、煎炸、熏烤等食物。

不论疾病来自何方，它们都首先会干扰气血的正常功能，发生紊乱，以致阴阳失去平衡协调，经脉瘀阻不通，气血循行失常。这既是常见病的发病过程，也是疑难病证的发病规律。而气血通畅不仅反映了机体的精、气、血、津液的充盈健旺，也表明脏腑组织生理功能正常，气血冲和，百病不生，而一旦气滞血凝，脏腑经脉失去滋养，功能失常，便会因郁积而生疾病。因此，在诊治病证时，必须重视气血流畅这个重要环节。通过疏通调和气血就可调整脏腑功能活动，使其从病理状态转至正常生理状态，从而达到治愈疾病的目的，并最终实现养生的目标。

1.脸色苍白、黯淡。

2.舌质紫黯或有瘀点，脉沉细。

3.说话有气无力或中气不足，常感疲累。

4.肢体麻木甚至疼痛，手足逆冷或发热。

5.胁肋刺痛，食欲不振、腹胀或有黄疸征象。

6.经常性心悸、胸闷，或阵发心胸疼痛，唇暗，舌发紫。

7.女性经前或行经时小腹胀痛，拒按，经量少或行而不畅，经色紫黯有血块，血块排出后则痛感减少或消失，伴有经前胸肋胀痛。

8.男性小腹、会阴、睾丸坠胀有不适感，或有血尿，血精；舌发紫或有瘀点。

- -

如出现上述症状三条以上，则可能属于气血不畅，要根据具体症状来进行调治。

自然之法也就是养生之道

　　养生的最高境界，是古人的一句至理名言——天人合一。早在2000多年前，我们的祖先就认识到人与自然的密切关系，认为人是自然界的产物，人的生命现象是自然现象的一部分，人体的机能要和自然界的变化保持一致才能维持生命健康。

　　正因为人与自然是一个统一的整体，人体的五脏功能活动、气血运行都与季节的变化息息相关。就像鱼在水中，水的变化，一定会影响到鱼。同样，天地自然的所有变化都会影响到人。所以中医养生强调天人一体。养生的方法要随着四时的气候变化，寒热温凉，做适当的调整。

　　比如，春天的时候，人的气血从内向外走，整个自然界也处于万物生发的时候。在这个季节里，一定记住要"夜卧早起，广步于庭"。"夜卧早起"，就是要早睡早起，有助于阴气的避藏，恢复气血。"广步于庭"，就是要经常到外面去散散步，感受一下大自然万物生发的气息，和自然界构成一种和谐的状态。

中医说五脏里面，肝在对应的季节为春，也就是说肝在春季对人体起到非常重要的作用。为什么这么说呢？因为肝有疏发的作用，它能够调节气机，让体内的气血有序运行。肝气的特征就像春天一样，要求调达、升气、疏发。如果精神不畅快，气机不升发，人就容易郁闷，从而使气血上涌，严重的时候会引起吐血、呕血，甚至昏厥，也会伤到脾胃，引起脾胃消化功能的失常。

唐代药王孙思邈曾讲："春日宜省酸增甘，以养脾气。"按照药王所示，春天可适量吃些大枣、蜂蜜之类滋补脾胃的食物；还要多吃蔬菜，如芹菜、菠菜、白菜、油菜、莴笋、绿豆芽、胡萝卜等，补充维生素、矿物质及微量元素；也可吃些葱、姜、蒜、韭菜，祛阴寒且助阳气升发。

春天宜食的食品还有山药。山药"温补而不骤，微香而不燥"，具有健脾补胃的作用。晚春气温日渐升高，饮食应注意清淡，不宜进食羊肉、狗肉、麻辣火锅以及辣椒、花椒、胡椒等大辛大热之品，以防体内积热，邪热化火，导致疔疮疖肿等疾病。总之，清淡爽口的饮食利于春季养生。

到夏天的时候，大家都知道，容易心情烦躁，动辄发脾气。这是因为夏天人体内部的气血不足。这时大家一定注意，要"晚卧早起，无厌于日"，夏季应晚睡（最好不超过23点）早起，以顺应自然界阳盛阴虚的变化，同时适当午睡以补充睡眠的不足，也能有效预防冠心病、心梗等心脏疾病的发生。午睡一般应在午餐后15～30分钟，采取卧姿，时间以0.5～1小时为宜。

夏天养心安神之品有茯苓、麦冬、小枣、莲子、百合、竹叶、柏子仁等，在饮食方面，应多吃小米、玉米、豆类、鱼类、洋葱、土豆、冬瓜、苦瓜、芹菜、芦笋、南瓜等，少吃动物内脏、鸡蛋黄、肥肉、鱼子、虾等，少吃过咸的食物，如咸鱼、咸菜等。

以下4种夏日常见养心瓜果，适宜多食。一是西瓜：除烦止渴、清热解暑。二是黄瓜：皮绿汁多脆嫩鲜美，含水量约为97%，是生津解渴的佳品。三是桃子：生津、润肠、活血、消积，适用于烦渴、血瘀、大便不畅，小便不利，胀满等症。四是苦瓜：能除热邪、解劳乏、清心明目，工作劳累的人可以多吃些。

到秋天的时候，养生之法应该是"早卧早起，与鸡俱兴"。就是说我们的生活规律要跟着鸡走，鸡进窝了就睡觉，鸡出来了就起来。这时候，人的气血正好是从外向内收的时候，而白天人的阳气都在外面，晚上阳气归于内，如果按照与鸡俱兴、早卧早起的生活方式，那么人的气血就会保持良好状态。

俗话有"一夏无病三分虚"之说，因此在秋季应该注意适当进补，在饮食上遵守"少辛增酸"的原则，以养肝气，以温、淡、鲜为宜，不吃过冷、过辣、过黏的食物，多食芝麻、核桃、糯米、蜂蜜、乳品、梨、甘蔗等食物。百合莲子粥、银耳冰糖粥、红枣糯米粥、黑芝麻粥等都是秋令饮食佳品。

在水果中，秋季食养首选梨。梨有"百果之宗"的美誉，入肺、胃经。具有两大效用，一是滋阴润燥，二是清热化痰，生食或捣汁饮服，或熬膏调服都可。古代就有针对秋燥的饮食良方："朝朝盐水，晚晚蜜汤。"白天喝点盐水，晚上则喝蜜水，这既是补充人体水分的好方法，又是秋季养生、抗拒衰老的饮食良方。

到冬天的时候，大家一定注意，要"早卧晚起，必待日光"。大意是冬天的三个月，是天地之气闭藏的季节，是生机潜伏，万物蛰藏的时令。我们应该顺应这一季节的变化，不要扰动人体闭藏的阳气，妄事操劳。适宜早睡晚起，最好待到太阳升起后再起床，要使神志深藏于内，安静自若；要远离寒冷，接近温暖，避免频繁出汗，以免人体阳气不断损失。这是适应冬季的气候而保养人体闭藏机能的方法。违逆了冬季的闭藏之气，就要损伤肾脏，使提供给春生之气的条件不足，春天就会发生手足软弱无力而逆冷的疾病。

冬季食补佳品有胡桃肉、桂圆、牛肉、狗肉、大枣、莲子、羊肉、栗子、花生、黑木耳、豆浆等，冬三月忌食和少食绿豆、生藕、香蕉、莼菜等。另外，由于白酒具有调和气血、舒筋活血、抵御风寒的功效，加入补益强壮的人参、鹿茸、海马、杜仲、肉桂等中药服用，更具有温补健身之效，不过切记要适度。

春生、夏长、秋收、冬藏这四者是相互关联、相辅相成的，当季养生不当，必然会影响到下一个季节。现在我们知道该如何健康地度过每个季节了吧。

养生一点通

冬令进补五忌

◇体质强健，无病无痛或有良好耐寒能力的人忌补。

◇忌盲目服用补品。市场上的保健品、各类膏方、参茸等，多有一定的适宜和禁忌，在服用上应该有一定的选择。同时这些补品针对性不够强，而病患的个体差异性比较强，可能达不到预期效果。

◇肠胃功能不好者忌补。脾胃消化不良，经常腹泻、腹胀者，要想进补必须先要恢复脾胃的功能。只有脾胃消化功能良好，才能保障进补营养成分的吸收，否则再多的补品也无益。

◇外感未消者忌补。患有感冒、发热、咳嗽等外感病症时，不能进补，以免留邪。

◇忌"越贵越好"。补药并非越贵越好、越贵越有效。运用得当，大黄可以当补药；服药失准，人参可为毒草。

五脏六腑全靠气血养

不管是谁，在生活中进行各种尝试或挑战的时候，有一样东西都是不可缺少的。那就是我们的身体。那么，我在这里就先给大家普及一个最基本的医学常识：人们常说的五脏六腑是指哪些器官呢？

脏腑是人体内脏器官的泛称。五脏包括肝脏、心脏、脾脏、肺脏、肾脏；六腑包括胆囊、小肠、胃、大肠、膀胱、三焦。脏和腑的不同之处在于，脏是实心的器官，腑则是空心的器官。

气血循环是维护人体内新陈代谢正常进行的关键因素，保证五脏六腑以及全身四肢的气血充足、循环正常，就能保证良好的新陈代谢。而五脏六腑的功能得以正常的发挥，完全要依靠气血的濡养和滋润，无论是何种因素引起的气血生成不足或消耗过大，造成气血亏虚，都会直接影响到五脏六腑的正常功能。

心脏与气血

心是脏腑中最重要的脏器，被尊称为"君主之官"，主管血脉和神志。气血亏虚后最先影响的就是心脏，心脏的病变主要反映在心脏本身及其主血脉运动的失常，以及大脑等组织器官的功能失常。临床表现为心悸、心痛、心烦、失眠、多梦、健忘、神志错乱等。根据症状可分为心血虚和心气虚。

◎心血虚

多由失血、过度劳神或血的生化之源不足所致。心血虚后不能濡养大脑及面部，所以会常见头晕、健忘，面色淡白或面色萎黄，心悸，心烦，易惊，失眠，唇舌色淡，脉细弱等。心血虚的患者需要注意调节饮食，食宜清淡，易于消化，富含营养，以促进气血生成。要纠正偏食，尤其要忌食辛辣和过咸食品，以免伤阴血使脉道凝涩，气血不通，发为心痛。而且还要忌饥饱失常，损伤脾胃，导致气血生化乏源，则心血更虚。

【食疗方1】去核红枣20枚，黑木耳30克，冰糖适量。小火炖烂，取汁500毫升，每日可作茶饮。本方益气养血，适用于气血双亏者。

【食疗方2】取1.5~2千克母鸡一只，剖洗干净后，浓煎鸡汁，以原汁鸡汤（去浮油）分次同粳米100克煮粥，先用大火煮沸，再改小火煮到粥稠即成。本方适用于体弱羸瘦，气血亏损所致的衰弱症状。

【食疗方3】猪肝60克，菠菜适量。前者煮熟研泥，菠菜放入沸水略烫数分钟（去掉草酸），捞出后切细，然后一起同粳米120克煮粥。本方能补益气血，适用于心血不足者。

◎心气虚

造成心气虚的原因多数是年老气衰或者久病失养、疲劳过度等。主要表现为心悸，伴有精神疲惫、气短、身倦乏力、面色苍白、脉虚弱等。心气虚的人平时要忌食辛辣、生冷以及肥甘食物，忌酒，饮食宜清淡，可进食时令鲜果，亦可食用一些滋补阳气阴血的食品，如瘦肉、鱼类、家禽类等。

【食疗方1】百合15克，桂圆肉15克，加冰糖少许清炖后，少量多次服用。

【食疗方2】百合30克，莲子肉30克，粳米200克，煮粥早晚服用。

【食疗方3】桂圆肉30克，大枣15克，糯米200克，煮粥食用。

肝脏与气血

肝是人体贮藏血液和调节血量的重要脏器组织，也被称为"将军之官"，主管气机的疏泄和通达，调节情志的抑郁和兴奋，并帮助脾胃的升清降浊。肝脏的病变主要表现于肝气的疏泄功能太过或不及，肝血濡养功能的减退，以及肝脏阴阳制约关系的失调等，常见症状有眩晕、眼花、耳鸣、关节屈伸不利、筋挛拘急、四肢麻木、心烦失眠、急躁易怒、精神抑郁，困乏无力等，女性朋友可出现乳胀、乳腺增生、月经失调及妇科炎症等。

肝脏气血不足，往往能够从一个人的脸上看出一些端倪，例如，脸上长斑，多数反映出女性内分泌失调，中医将成年女性面部的色斑称为"肝斑"，并认为肝郁气滞的人易出现面部色斑。另外，脸色发黄是脾虚的表现，如果突然出现脸色变黄，则很可能是肝胆功能不佳的迹象，急性黄疸型肝炎、胆结石、急性胆囊炎、肝硬化、肝癌等患者常会发出上述"黄色警报"；当肝脏出现毛病时，通常脸色和眼睛会有变化，如脸色发青，眼睛易疲劳、视力减退、眼白部分变黄、流眼泪等。

保肝护肝的方法有很多，像晚上不要熬夜，23点前准时入睡，使肝胆得到正常休养，肝血得以及时回流；生活中要尽量避免眼睛过度疲劳；适当食用一些补肝食物，如核桃、花生、大枣、桂圆、蜂蜜等，多吃苹果、葡萄、山楂等，经常吃些一鱼肉、鸡肉、瘦肉以及各种蔬菜。

【食疗方1】取猪肝150克洗净切成小块，放入100克洗净的粳米中，加适量清水并放入葱、姜、盐等调味品，煮成粥。宜温热空腹食用，早晚各1次。具有养血明目，益气补肝功效。

【食疗方2】取鸡肝1个洗净切成小块；将小米50克洗净入锅，加入适量豆豉及生姜片煮粥；水沸时加入鸡肝，快熟时放入盐、味精等调味，再煮至粥熟。宜温热服1剂，常食为佳。具有养血明目、补肝养胃功效。

肺脏与气血

肺在五脏六腑中的地位仅次于心，主管一身之气，助心行血，促进水液输布和排泄，使周身含有浊气的血液流经于肺并加以清洁，通过气体交换，然后将富含清气的血液输送至全身，维持呼吸运动正常。

如果气血不畅，肺气不足，就会影响肺的呼吸功能，出现疲倦乏力、胸闷、咳嗽气短、心悸、口唇发干、舌质青紫等；肺气不宣还可使津液随之下行，水液输布排泄出现障碍，则汗、尿不能正常排出体外，停聚于体内，则可见咳喘、咳痰、水肿、尿少等症。

从理论上讲，人体每一脏腑都需要气血的充养，才能维持其正常生理功能。肺也是一样，也应气血俱全，可是为什么临床辨证又不见"肺血虚"一证呢？

现在通行的解释是，肺血的概念是有的，但临床上不提起它，是因为它的病理变化不显著，不常见。事实上，肺血虚证并不少见，只是因为它往往不单独出现，而是出现在整体血虚的基础上。而且肺血虚与肺气虚、肺阴虚的临床表现大多类似，也不易区分。

补肺气的中药材有人参、党参、黄芪等，敛肺气可用苦杏仁、五味子、白果等，宣肺气可用桔梗等，清肺热则用黄芩、栀子、桑白皮；散肺寒可用干姜，润肺燥用沙参、麦冬、山药、百合等。

【食疗方1】杏仁3克（去皮与尖），川贝母3克，雪梨1个，冰糖3粒。将雪梨的内核挖去，再把碾成粉的杏仁和川贝母、冰糖放进去，装到碗里，放在锅中隔水蒸30分钟。等雪梨熟软后就可以一起食用。具有润肺、止咳、化痰的功效。

【食疗方2】阿胶10克（烊化成汁），大枣8枚，糯米50克，洗净，一起放入锅中煮，快熟时放入阿胶汁和适量白砂糖，再煮片刻即可。早晚餐各食1剂，具有滋阴润肺、补肝养血的功效。

【食疗方3】蜜枣8枚，生甘草6克，加清水2碗，煎至1碗，去渣后作为饮料服用。每日2次，具有补中益气、润肺止咳的功效。

另外，位于锁骨下方的云门穴（锁骨下窝凹陷处）和中府穴（云门穴下1寸）能够肃降肺气，清肺理气，在止咳平喘、清泻肺热、健脾补气等方面有特殊功效。可以在每天早起和晚睡前，以大拇指或食指分别按摩两个穴位各10分钟左右，然后再由中府穴向上推至云门穴10分钟，每天2～3次，坚持按摩一段时间就会收到效果。因为中府穴下方肌肉偏薄，按摩时不要用力太大，稍稍施力按揉，以穴位处有酸麻胀感为宜。

脾脏与气血

脾胃为气血生化之源。脾脏具有造血、滤血、清除衰老血细胞以及参与人体免疫的功能。因为它含血量丰富，是人体造血的最重要的器官之一，因此又被称为"人体血库"。

脾在气血的生成过程中起着重要的作用，一旦由于气血亏虚影响了脾的正常功能，就会进一步导致气血生成不足，形成恶性循环。当气血充盈时，脾脏得到充足的营养，则脾的运化功能强健，升举有力，统血功能健全，常表现为精力充沛、肢体强健有力、面色红润、生机旺盛；如果脾气虚弱，就会导致脾的运化功能减弱，升举无力，统血功能减退，常可表现为腹胀、吸收不良、精神萎靡、头晕眼花、形体消瘦、面色萎黄、体倦乏力、气短声低、便血、女性月经量多、崩漏等。

从中医的角度讲，红糖性温、味甘、入脾，具有益气补血、健脾暖胃、缓中止痛、活血化瘀的作用，另外，红枣中含有大量的维生素和铁等矿物质，能促进脾胃造血，防治贫血等，气血虚亏的人可以经常食用。

以下几个食疗方，对改善贫血很有帮助：

【食疗方1】菠菜60克，鸡蛋2个，姜丝、盐各少许。将菠菜洗净后切成小段，用沸水焯过，再放入姜丝和盐，打入鸡蛋再煮。具有补血健脾的功效。

【食疗方2】菠菜、粟米各100克，枸杞子15克，盐、味精、香油各适量。将菠菜连根洗净，入沸水中焯一下，捞出，切成小碎段。将粟米、枸杞子淘洗干净，放入砂锅，加适量水，用大火煮沸后，改用小火煨煮1小时，待粟米熟烂，放入菠菜碎段，拌匀，加盐、味精，再煮至沸，淋入香油，搅拌均匀即可。每日早、晚食用。具有滋养肝肾、补血健脾功效，对幼儿生长期及青少年贫血患者尤为适宜。

【食疗方3】山药、莲肉、薏米、扁豆各30克，洗净备用。莲肉去皮和心后煮烂，与适量粳米煮饭食用。适用于脾虚泄泻、食欲不振的患者。

🌱 肾脏与气血

肾为先天之本，在人的生命活动中起着重要的作用。一方面，肾主管藏精，精是构成人体和维持人体生命活动的精微物质，为生命之源；另一方面，肾脏还控制着人的生长发育和生殖功能。人体从幼年开始，肾中的精气逐渐充盈，形体和智力同步发育；到中年时，气血已达到完全充盛状态，形体智力发育健全，骨骼强健，机智敏捷。如果肾脏气血亏虚，就会影响人体的正常生长发育，儿童表现为发育不良、智力低下，成年人则表现为未老先衰、形体消瘦、智力减退、脱发、腰膝酸软、精神萎靡、健忘、耳鸣耳聋、反应迟钝等。中医理论认为，"药食同源"。通过食疗可以在一定程度上缓解和治疗肾虚，如果病情比较轻微，合理的食疗是上佳选择。由于肾虚分为肾精虚、肾阴虚和肾阳虚，所以食补的方法也不一样：肾精虚时需补紫河车、海参、猪髓、羊骨、鸡肉等；肾阴虚时需补燕窝、灵芝草、银耳、羊乳、猪蹄、乌骨鸡、鳖肉、蚌肉、山药、枸杞子等；肾阳虚时需补鹿肾、虾、虫草、羊肉、狗肉、刀豆、韭菜、肉桂、海马等。

食补固然是可取的调养之道，但是若不分类型，盲目进补，则可能适得其反。除了应有的调养，治疗肾虚还需要保持良好的生活节奏，注意适度的运动和睡眠。适宜的运动能改善体质，强壮筋骨，促进营养物质的消化吸收，从而使肾气得到巩固，充足的睡眠也是恢复精气神的重要保障。

【食疗方1】红薯500克，削皮后切成块，狗肉500克切块，一起放入锅中，加入适量清水，炖2~3小时，用盐及调料调味后即可食用。此方对于补中益气、固肾强腰方面有较好的功效。

【食疗方2】肉桂2~3克，鸡肝1~2副，加入适量清水，放入锅内炖熟即可，可先喝汤，再食用鸡肝。注意孕妇不宜食用，此方具有温补肾阳、暖脾胃、通血脉等功效。

【食疗方3】杜仲30克，五味子10克，羊肾一对。把羊肾洗干净后切片，与其他两味药一起煮。空腹喝汤，吃羊肾。每晚一次。适合肾虚引起的腰痛患者。

胃腑与气血

《黄帝内经》里讲得很清楚，胃经主血，就是说胃是气血生化的源头，是人的后天之本。人体所需的一切营养物质都要依靠胃来腐熟，再经过脾将全部精华上输给心肺等脏器。脾在《黄帝内经》里被称为"谏议之官"，也就是说，脾需要了解各个脏腑对气血的需要来保障供应，所以可以把脾比喻为五脏六腑的后勤部长，而胃则是气血原料的制造者，脾胃合起来就是气血生化的来源。

如果胃的气血得不到充分的供给，胃气不调，首先会使胃的容纳作用、消化作用及传导作用失调，食物在胃中不能得到很好的消化，从而导致食欲不振、胃痛、胃胀等现象；其次是使胃的通降作用失常，气机不畅，导致大便干结、胃气上逆，出现打嗝、反酸、恶心等症状；另外，由于胃气不足，不能抵抗外邪的侵入，还会引起感染炎症，出现急慢性胃炎、胃溃疡等。所以，对于长期消化不良、胃胀胃痛、打嗝反酸、便秘的患者，必须先从解决胃的气血入手，补充气血，提高胃的各种功能。

养气血最有效的办法就是注重饮食，所谓"三分治七分养"就在于此。合理饮食对于胃非常重要，例如，胃部长期不适的人应少吃凉食，避免梨、西瓜等寒性食物，而要多吃烤馒头、面条、小米粥等养胃食物。而且胃不好的人要少食多餐。

【食疗方1】猴头菇100克，母鸡1只（约750克），黄芪、党参、大枣各10克，姜片、葱结、黄酒、清汤、调味料各适量。将猴头菇洗净去蒂，泡发后将残水挤压干净，再切成约2毫米薄片。把母鸡去掉头脚，剁成块，放入炖盅内，加入姜片、葱结、黄酒、清汤，再放猴头菇片和浸软洗净的黄芪、党参、大枣，用小火慢慢炖，直至肉熟烂为止，调味即成。具有补气健脾养胃的功效。

【食疗方2】炙黄芪12克，薏米、红豆各10克，鸡内金粉7克，糯米80克。将炙黄芪加水煮20分钟，取汁，加入薏米、红豆、糯米煮成粥，加入鸡内金粉即可。具有消食和胃的功效。

【食疗方3】山药30克，鸡内金9克，蜂蜜15克。将山药和鸡内金放在一起煎取汁，调入蜂蜜，搅匀。每日1剂，分两次温服。具有健脾消食功效。

再给大家介绍两种胃部的自我保健按摩方法：

①将左手掌心叠放在右手背，右手掌心贴在上腹部，沿顺时针呈环形按

摩0.5~1分钟，以上腹发热为佳。此按摩方法可改善胃肠不适、呼吸不畅等问题。

②将双手拇指与其余四指用力对合，拿捏腹正中线两侧的肌肉，从上腹拿捏到下腹部，反复做1~3分钟。可使胃肠功能得到调理，增强消化功能。

除了胃腑以外，再简单介绍一下其他五个腑器官的生理功能和病理，以帮助大家全面了解身体的内部机制。

胆囊的主要生理功能是贮藏和排泄胆汁，以帮助脾胃的腐熟运化功能。胆汁生成于肝之余气，胆汁的分泌和排泄受肝的疏泄功能的控制调节，所以胆汁的分泌和排泄障碍与肝的疏泄功能异常密切相关。胆汁的分泌排泄障碍，多由情志所伤，肝失疏泄而引起。临床常见症状有口苦、胁痛、黄疸等。

小肠的主要生理功能是接受经过胃初步消化而下行的水谷食糜，进一步消化吸收，把水谷精微转输于脾以营养周身，并把剩余的糟粕和水液，下注于大肠或渗于膀胱而排出体外。一旦小肠的生理功能失调，则可见食后腹痛、泄泻或呕吐，食后腹胀、便溏和完谷不化、尿赤灼痛等症。

大肠的主要生理功能是传导糟粕，也就是接受小肠传送下来的糟粕，吸收其中剩余水分，形成粪便，排出体外。因此，大肠的病变，多表现为排便的异常。临床常见症状有腹泻、便秘、痢疾、痔、肠痈等。

膀胱为贮存和排泄尿液的器官，与肾构成了表里关系。膀胱的生理功能失常，主要在于膀胱气化不利，即肾的气化功能失司，多表现为排尿的异常，如尿频、尿急、尿痛和排尿困难，或见遗尿、小便失禁等。

三焦为上焦、中焦、下焦的合称，是气和津液升降出入的道路和气化的场所，所以一般认为三焦的气化可以概括全身脏腑经络的气机升降出入和脏腑经络的气化功能。肺的通调水道失常则上焦气化失司；脾胃的运化水液功能失常可归结为中焦气化失司；肾和膀胱的气化失常，肠的传化糟粕功能异常，可归结为下焦气化失司。

奇恒之腑

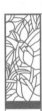
奇恒之腑，是脑、髓、骨、脉、胆、女子胞（子宫）的合称。这些腑形中空而似腑，但又贮藏精气而似脏，与脏腑相似却又有不同点，所以单独取名奇恒之腑。胆已在六腑中论及，此处略去。

脑由髓汇集而成，是人体内的髓最集中之处，因此又称"髓海"。脑髓是肾的精气所化生，所以肾的精气亏虚，精不生髓，髓虚不能充养大脑，脑髓空虚，便会导致脑的功能失调或减退，表现出神志衰弱、智力减退、视听迟钝、肢体不便等症状。

髓是分布于骨腔内的一种膏脂状物质。髓所在的部位不同，名称也不相同，如骨髓、脊髓、脑髓。髓的生理功能概括起来有三点：一是养脑，二是充骨，三是化血。髓的病变常由肾精不足或水谷精微亏乏，精无以生髓所致，表现为骨骼软弱、屈伸无力或易于碎折，神经衰弱等症状。

骨的生理功能可概括为两个方面：一是贮藏骨髓；二是支持形体，保护内脏。骨内藏髓，髓能养骨，因此骨的生长和功能取决于肾中精气的盛衰。骨病主要表现于骨弱失养、痿软无力或变形。

脉即血脉、脉管，密布于全身上下。脉的生理功能主要为输送营养、运行气血。而这两个功能是和心、肝、脾及肺等脏腑功能活动相关的。所以，血脉的病变实际上是上述脏腑病变的具体反映。若这些脏腑功能失常，则血脉的功能将受到影响，临床上可见肿痛、麻木、出血、瘀血和脉管变硬或弯曲等病变。

女子胞，即子宫，其生理功能是主月经和孕育胎儿。因为月经来潮和孕育胎儿，都要依赖于血液的滋养，而心主血脉，肝藏血，脾统血，肾藏精，所以只有心、肝、脾、肾四脏的功能正常，胞宫才能保持其生理功能正常。当由于各种原因导致上述脏器、经脉功能异常时，就会影响胞宫的功能，引起经、带、胎、产的异常。

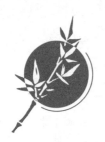

调理阴阳与气血生发

阴阳是什么呢？一般来说，阴代表有形的、物质的、向下向内的、静态的、慢的、寒凉的等属性；阳则与它相对，代表无形的、功能的、向上向外的、动态的、快的、温热的等属性。

阴阳平衡是生命之本

《易经》中把万事万物的运动都归结于阴阳运动，包括日月的运动以及由此产生的春夏秋冬、白天黑夜的变化，当然，还有我们的生命。《黄帝内经素问》中也提到："生之本，本于阴阳"，指出生命的根本在于阴阳的变化。人体是一个有机的整体，内部充满了阴阳对立统一的关系，只是各自划分的依据不同而已。比如，人体的上部为阳，下部为阴；体表为阳，体内为阴；背部为阳，腹部为阴；四肢外侧为阳，内侧为阴；筋骨为阴，皮肤为阳；六腑为阳，五脏为阴；气为阳，血为阴……拿气和血来说，它们的生成和来源是紧密联系在一起的，遵守了事物划分阴阳的相关性的原则，但又因为二者性状不同，气无形，血有形，因此气属阳，血属阴。

在我国古代养生学中，十分注意调理阴阳这条原则，这可以说是养生的一条总则。

中医学认为，阴与阳是"互根"的，这句话用白话译过来就是，阴阳互为根底，阴是从阳中生出来的，阳是从阴中生出来的，阴阳互相依赖，各以对方的存在为自己存在的条件。比如说，人体中的气和血，前者是无形的、动态的，属阳；后者是有形的、静态的，属阴。血只有在气的推动下才能流遍全身，起到营养全身、将代谢废物输送到排泄器官的功用。另一方面，气只有依附在血中，才能发挥它的功能，失去血，气本身也不可能存在，将成为无根之木、无源之水了。明白这一点对于养生来说是十分重要的。

人体各部位的阴阳属性

		阳	阴
生理组织结构	部位	上部	下部
	身体	表	里
	躯干	背	胸腹
	四肢	外侧	内侧
	脏腑	六腑	五脏
	气血	气（卫气、肺气、脾气、胃气、心气等）	血（心血、肝血等）
动能活动	升降	上升	下降
	状态	亢奋、发散	凝滞、收敛
	动静	动	静
	主要功能	负责抵御外邪，保卫人体的安全	使精气藏守于内并且化生阳气

　　阴和阳之间还有另外一层关系，即"阴阳消长"，就是说阴阳是对立的，阳长阴就消，阳消阴就长，阴盛则阳衰，阳盛则阴弱。在正常情况下，阴与阳是处在相对平衡的协调状态下的，但是在一定限度内，阴可以转化为阳，阳也可以转化为阴。以处于阴阳矛盾两面的气和血为例，当气推动血液流动时，要消耗能量物质，也就是消耗一部分血，使之变成气，于是血受到

损耗减少，而气得以增长，这样就产生了不平衡；另一方面，气的推动又可以使人体摄入的营养变成精微物质，化生为血液，从而使血的损耗得到补充，使之又达到平衡状态——同样，在这个过程中，气也被消耗了一部分而减少。阴阳气血就是这样互相滋长、消耗，从而达到一个动态平衡状态。

对我们每个人来说，如果体内的阴阳平衡，那么他一定是气血充足，精力充沛，五脏安康，具有很强的生命活力，能吃能睡，气色良好，心情愉悦，而且耐受疲劳度强，抵抗一般疾病的能力也强。相反，阴阳平衡的失调会导致脏腑功能紊乱，其中一个脏器受损，其他的脏器都会受到影响。因此在平时必须要注意身体的整体调理和养护，还要注意尽早清理体内不利因素，调节平衡、补充营养，达到所谓的"正气存内，邪不可干"。

🌀 阴阳失衡易生病

中医认为，阴阳保持相对平衡，人体才能进行正常的生理活动，如果受到某些致病因素的破坏，体内的阴阳不论哪一方偏盛或偏衰，都可能发生疾病。因此有"一阴一阳谓之道，偏盛偏衰谓之疾"的说法。例如，根据"阴阳消长"的道理，阴盛的病证常常会引起阳衰，而出现怕冷、手足凉、面色苍白、舌质淡、脉弱等阳气不足的症状；阴虚的病证往往会引起阳亢，而出现烦躁、失眠、口干、舌红、脉细数等阳气亢盛的症状。根据"阴阳互根"的道理，当阴阳任何一方有明显虚损时，常会导致另一方的虚衰，即所谓"由阳损阴"、"由阴损阳"。在临床上某些慢性病的晚期经常会出现阴阳两虚的证候。

诊断疾病同样也可以用阴阳的观点，在辨证时首先要辨别"阴阳"，这是中医辨证的根本。《黄帝内经》所说的"善诊者，察色按脉，先别阴阳"就是这个道理。

比如，面部色泽比正常人偏鲜亮的属阳，比正常人脸色发暗的属阴；说话声音比较洪亮的属阳，语声低微的属阴；脉搏比平时速度更快、位置更浅、力量更大的属阳，相反脉搏速度更慢、位置更深、力量更小的属阴，等等。通过对这些症状的阴阳属性辨别，就可以清楚疾病的部位、性质、程度和变化趋势等，从而进一步区分整个疾病的阴阳属性。

了解疾病的阴阳属性以后，那么治疗起来也就要围绕调整阴阳来进行，以最终恢复阴阳的平衡协调。如果是寒病（阴），就用可以发热的药（阳）来平衡；如果是热病（阳），就用寒药（阴）来化解；如果是阴阳某一方面过盛，就使用有驱除作用的药，把多出来的部分"泻"掉；如果是阴阳某一方面不足，就使用有补益作用的药来补足……这些就是中医"热者寒之""寒者热之""实者泻之""虚者补之"的治疗原则。这些原则也是根据阴阳关系来确定的。

阴证与阳证的鉴别

中医辨证	阴证	阳证
症状表现	阳气不足、机能低下、阴气偏盛、寒象明显等	阳气偏盛、既能亢奋、火热烦烈、阴液耗伤等
望	面色苍白或暗淡、身重蜷卧、倦怠无力、萎靡不振、舌质淡而胖嫩、舌苔润滑	面色红赤、狂躁不安、口唇燥裂、舌质红绛、舌苔厚甚则燥裂
闻	语声低微、静而少言、呼吸怯弱、气短	语声壮力、骂詈无常、呼吸气粗、喘促痰鸣
问	饮食减少、口中无味、不烦不渴、或喜热饮、小便清长短少	喜凉饮、口干烦渴、大便燥结、小便短赤
切	腹痛喜按、身寒足冷、脉象沉微细涩、弱迟无力	腹痛拒按、身热足暖、脉象浮洪数大、滑实而有力

在现代社会里，许多人出现阳气不足的病证，非常重要的一个原因是过劳，包括劳身和劳心。这些人的生活压力相对较大，为了实现各种各样的人生目标，他们都在不知不觉中透支着自己的身体，当出现亏空的时候，身体便会开始畏寒怕冷、倦怠乏力……对于有阳虚证候者，我建议可以在平时适当食用一些热性食物，如羊肉、乌鸡等，少食寒凉食物，特别是反季节食品如西瓜、冰淇淋等。补充阳气最常用的食材是肉桂。肉桂性甘温，大家在家里可以用5～10克肉桂、100克粳米一起来煮粥食用，它对改善阳气虚弱的症状非常有效。年龄稍大的人可以把肉桂、枸杞放到白酒中浸泡半个月后再喝，每次约20毫升，也同样可以改善阳气虚弱的症状。此外，还要经常运动，保持心情舒畅。在此我要提醒那些阴虚阳亢、胃火较重、肺内有痰且肺热较重、外感热病的患者，切忌服用肉桂，阳热体质、湿热体质、痰湿体质者也不可食用肉桂，以免加重不适。

与阳虚相对，多数阴虚患者表现出来的是经常口渴，老是喝水还是觉得口干，睡觉时容易出汗，叫做"阴虚盗汗"。我在这里给大家推荐一种滋阴的药，石斛。石斛性甘凉、清润，有很好的滋阴作用。口干的人可用石斛10克、绿茶4克来泡茶饮用，效果非常好。此外，百合也是一种养阴的良药，小孩子可以吃冰糖和百合煮的粥，患有肺结核的成年人可以用新鲜的百合与莲子一起煮粥喝，养心安神的功效更好。

如果夏天出汗特别多，中医认为是气阴两虚造成的，而出汗过多又会加重气阴的耗伤。我给大家推荐一个有名的方子，叫"生脉饮"，这个方子组成只有三味药，党参、麦冬、五味子，这三味药非常便宜，且易购买，普通中药店里均可买到。不愿意亲自动手熬制的话，药店里有现成的中成药出售，价格合理，效果很好。

阴阳失衡还是许多高发病和常见病的病因。随便举几个病，像高血压、冠心病、糖尿病等，都和人的脏腑阴阳失衡密切相关。《黄帝内经》里有一句话叫做"阴平阳秘"，平就是平衡，秘就是固密。如果阴平衡了，阳固密了，那么身体就会健康，精神也充足；如果阴阳失衡，疾病就会随之发生。阴阳轻度失衡，人就会出现亚健康症状，阴阳中度失衡，人就会患上一般疾病，阴阳重度失衡，那人们患上的可能就是重病了。

现在，大家都应该明白维护我们体内阴阳平衡的重要性了吧。那么，在日常生活中，我们要注意哪几个方面呢？

首先，就是要注意寒热的平衡。为什么呢？因为寒是伤阳的，热是伤阴的，如果不能很好地维持寒热的平衡，势必要影响到阴阳平衡。前面提过，中医治疗原则有一条是寒者热之，热者寒之，就是要寒热平衡的意思。夏天炎热，适宜喝清凉解暑的绿豆汤；冬天严寒，一碗热腾腾的面汤会让人身心舒畅。维持膳食的寒热平衡，是使体内寒热两相宜的妙法。

其次，就是要维持气血的平衡。因为气属于阳，血属于阴，要维持体内阴阳平衡，气和血的平衡自然是非常重要的了。由于每个人气血失衡的程度、特点不同，所采取的方法也是不一样的，轻者可以用食疗、药茶、按摩等，稍重者可以用艾灸、针刺、中药等，当然，最关键的一条还是自己要心定、气顺。

第三，就是要注意燥湿平衡。我们人体中有70%是水分，如果体内水分缺乏，就会出现津亏，表现为口干、便结、皮肤干燥等症状。另外，人体内的水分同样也不能太多，水分积得过多就会引发"水中毒"等疾病。

通过寒热平衡、气血平衡、燥湿平衡，可以使人体内保持一种相对稳定的阴阳平衡状态。当阴阳平衡了，那我们的身体就会健健康康的了。

❀ 阴阳调，气血和

气为百病之源，血为百病之胎。这话一点不错。其实，无论是躯体疾病还是心理疾病，根源都在于人体的阴阳气血失衡。

中医文化几千年来都是以"平衡阴阳，形神合一"为养生之道的宗旨，其实就是指人体内气血的一种"清和"状态，气血清和，那么人的神气清明，血液流动通畅，人体就会达到阴阳和谐，健康安乐。

换个角度来理解，可以认为气血是人体能量的存在形式，阴阳则是人体能量的工作状态。气和血必定是以阴阳相互作用的形式存在的，比如有升有降，有浮有沉，有释放有储藏，等等。而气血的阴阳性表现出来无非是几种相反相成的状态：一种是气不够了，一种是气太足了；一种是血不够了，一种是血太多了；一种是阴太弱了，一种是阴太盛了；一种是阳不足了，一种是阳太多了。气不足我们称作气虚，气太强叫气郁或气滞；血不足叫血虚，血有余叫瘀血；阴虚则有热，叫虚热，阳虚则生寒，叫虚寒；阳太盛了叫实热，阴太盛了叫实寒。这样一说大家就很容易懂了，中医在临床诊治时就是根据上面说的这些证候开出相应的方子的。

人的一生需要面对和经历的问题太多太多，无论是谁都不可能顾及到方方面面，但是每个对生命抱着敬畏和负责态度的人，必须要遵循老祖宗传下来的一个最基本的养生指导思想，这就是天人相应、人与天地相参的"天人合一"的思想。一年之中，春、夏、秋、冬交互更替，周而复始，其中春夏属阳，秋冬属阴，阴阳之气随着四时季节的变化而消长，这也是万物生、长、收、藏的根本原因所在。因此在春夏时节要养护阳气，以适应生长的需要，秋冬时节要养护阴

气，以适应收藏功能的需要，依照这样的养生方法来顺从自然变化的规律，就能和万物一样自然而然地随着生、长、收、藏的生命运动节律来生活。违背了这个规律，就会损害到生命的根本，罹患大大小小的疾病。

"天人合一"是中医养生的一个总的指导原则，具体到个人的健康问题，除了遵循自然变化规律外，保持良好的生活习惯也很重要。

◎饮食习惯

人的生命之所以得以生存和延续，需要从日常生活的饮食或休息中获取维系生理机能的能量，这种能量会通过气血的运行传送到身体的各个部位，以保证生理机能的正常工作状态。这种能量一旦受到外邪或内因的侵袭破坏，体内的阴阳平衡状态便被打乱，使健康出现问题。而利用食物的阴阳特性来调节人体的阴阳失衡，就可以达到养生保健治病的目的。那么，如何用食物来调节人体阴阳呢？

很简单，就像上文中说过的，如果是阳性体质，就多吃些阴性食物来调理；如果是阴性体质，就多

吃些阳性食物来中和。比如说感冒，一般而言，风寒感冒都是寒气进入了体内，寒冷的东西属阴，可见是体内的阴气过剩。这个时候就需要吃一些阳性的食物来中和，像生姜、大葱、韭菜、南瓜、洋葱、红茶、红糖、紫苏叶等属阳的食物，都可以用来防治风寒感冒。

世界上的美食美味有成千上万种，但是不一定所有的美食都适合我们的身体需要，所以饮食一定要注意合理性，再怎么好吃的食物也不能过量，并且要有选择性地去吃。对此我有几点个人的建议供大家参考：一个是油炸油煎和烧烤的食物最好不要多吃，另外，辛辣油腻口味重的食物尽量少吃，再就是刚从冰箱里拿出来的冰冷食物也适当少吃，特别是女性和孩子。以上说的这些食物都会间接破坏体内的阴阳平衡，成为疾病的产生原因。总之，大家要明白，食物除了能给你带去美好的舌尖上的感觉外，更重要的是让你获得生命的能量，谨慎地选择适宜的食物就是选择了健康。

给大家介绍两种简单易做的滋补气血、增强体力的家常粥汤：

【红豆汤】先把红豆浸泡数小时，用大火煮沸后，转为小火慢炖1小时，关火后再加入适量红砂糖。

【桂圆红豆汤】将浸泡过的红豆用大火煮沸后，转为小火慢炖1小时，加入桂圆肉适量、4~6片姜、半杯米酒，再煮1小时，最后加入适量红砂糖和淀粉调味即成。

◎起居

这是就日常作息的规律性而言。人体各部位的运动都是有规律的，能承受的运动量也是有一定限度的，长期不动、久睡、久坐都会使相关部位丧失其本来的机能，而过度的工作疲劳或者娱乐的强烈刺激，也会间接损害身体的健康。所以不论是工作还是娱乐，任何时候都不要让自己的身体去承受生理上的极限。"日出而作，日落而息"，根据这个自然规律，合理调节起居，安排好作息时间，是自古以来养生的常法。

俗话说"男靠吃女靠睡"，男性精力充沛，往往被认为是通过食物补出来的，而女人要想漂亮，则需要睡好"美容觉"。实际上，从养生角度出发，健康饮食和优质睡眠是养生的两大"法宝"，无论男女都一样重要。

对女性来说，睡眠的作用不亚于任何保健补品，睡眠是女性身体得以补养阴血的最好机会，中医提倡"以静养阴"，女性要靠睡眠来维持一种静态。另外，女性养生还提倡"以血为用"，只要睡眠质量高，气血充盈，体现于面部就会容光焕发，所以"睡美人"的说法是有一定道理的。

虽然不像女性那样依赖睡眠养颜，但男性的睡眠其实也有一定的讲究。睡眠有利于调和气血、平衡阴阳，这对男人而言非常重要。工作繁忙的男性可依照《黄帝内经》中所说的，要定时睡一个"子午觉"。所谓子午，就是中午11点～13点这个时间段，睡30分钟到1个小时，正好可以养阳。这样，到晚上23点进入正常睡眠，是"养阴"的阶段，入睡效果最好。

◎心态

一个好的心态是健康的基本要素。我经常告诉我的家人、朋友以及我的患者，健康不单单指的是身体强壮，无病无疾，同时心灵上也要做到安适自在，也就是说身心健康，才是真正的健康。如果老是爱生气，动不动就激动发火，或者整天郁郁不乐，都会直接导致气血运行出现错乱，进而出现各种病象。特别是女性朋友，常会导致其内分泌严重失调，体内的各种新陈代谢不良，造成阴阳失衡。即使你原来有非常好的身体底子，受到这些不正常情绪的影响，久而久之都会出现问题。所以，保持一个乐观向上、平和快乐的心态，同样是健康的重要法则。

第二章

人的生、长、壮、老就是气血的盛衰变化

从人体的生命周期来看，人类从出生到年老甚至到到死亡的过程，无不体现出气血的盛衰变化。例如，童年期气血未足属于稚阴稚阳之体；青年期气血逐渐充足，身体发育迅速；壮年期气血达鼎盛时期，健康状态最佳；但人到了中年时期，气血开始衰退，人体的健康状态开始走下坡路；到了老年期，气血衰退，各种疾病也慢慢滋生了。我们在了解了气血变化规律后，即可根据气血变化的相应节点，有针对性地做好养护。让我们的人生各个阶段都能健康无忧。

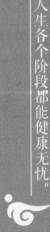

童年气血未足，稚阴稚阳之体

在这么多年的从医历程中，我接触了各个年龄段的病人，从几个月大到十几岁的稚嫩孩童，二三十岁朝气蓬勃的青年，四五十岁处于事业和人生高峰期的中年人，直至六七十岁的老年人，虽然每个年龄段的人呈现出来的病证不尽相同，但无一例外，几乎所有的疾病都与人体五脏六腑气血的盛衰密切相关。由于每个时期体内气血运行状况对身体产生的影响都不一样，所以，有必要让大家了解各年龄段人体的气血运行趋势，然后结合各人的体质状况，妥善补养气血，为年龄买一份超值的"保险"。

《灵枢经》中说："人生十岁，五脏始定，血气已通，其气在下，故好走。二十岁，血气始盛，肌肉方长，故好趋。三十岁，五脏大定，肌肉坚固，故好步。四十岁，五脏六腑皆大盛以平定……故好坐。五十岁，肝气始衰，目始不明。六十岁，心气始衰，善忧悲，血气懈惰，故好卧。七十岁，脾气虚，皮肤枯。八十岁，肺气衰，故言善误。九十岁，脏腑经脉空虚。百岁，五脏皆虚，神气皆去，形骸独居而终。"由此可见，人体的生长与衰老过程，也就是气血盛衰的一个演变过程，而调养元气、保持人体气血的旺盛，是维持脏腑功能正常、祛病延年的关键。

与《灵枢经》从10岁起始来阐述人生各个阶段不同的是，"稚阴稚阳"所指的年龄段其实是从人一出生就算起的。"稚阴稚阳"这一说法，出自清代著名医家吴鞠通《温病条辨·解儿难》一书。书中明确指出小孩子的体质是"稚阳未充，稚阴未长者也"。就是阳气初生，但尚未充分长成，阴精尚未充盈的意思。不过，在理解"稚阴稚阳"的真正涵义前，还有一个中医常见的词不得不提一下，即"纯阳之体"，一般认为这是指小儿在生长过程中，表现出来生机旺盛，代谢迅速，犹如旭日初升，蒸蒸日上，欣欣向荣的生理特点。但实质上"纯阳"应该是指病多阳热，并非只有阳而没有阴。稚阴稚阳学说在理论上是纯阳学说的发展，说明小孩子的体质除了生机蓬勃、发育迅速之外，还存在脏腑娇嫩、形气未充、骨髓肌肉以及精神意识等与成人相比均属不足的一面。

中医还提出了小儿"肝常有余""脾常不足"以及"心气短怯"等脏腑的特征。《医学源流论》中认为"小儿纯阳之体，最宜清凉"，是说小孩子以热病居多，临床也因小儿抵抗外邪的能力较差，极易患上如哮喘、感冒、天花、水痘等多种热性疾病，所以治疗时大多采用清凉之法。同时也注意到儿童使用温热药不当，也会防碍小儿稚嫩身体内的阴阳平衡，所以儿童用药治热当令热去而不冷，治冷当令冷去而不热。

下面，就根据孩子"稚阴稚阳之体"表现出来的气血两虚症状，把我自己对一些小儿易患疾病的防治经验介绍给大家，家长们一定要注意活学活用。

小儿流涎

婴儿开始流涎一般在是3~4个月的时候，由于这个时期的婴儿唾液腺发育逐渐完善，唾液分泌增多，当乳牙开始顶出时，会刺激三叉神经使唾液分泌增加而流涎，属于正常的生理现象。但是，如果孩子超过2岁时还是流涎，做妈妈的就得注意了，这可能就是一种病理现象。多数是由于脾胃虚弱不能摄纳津液，造成气血不足所致。对于流涎不止的宝宝，中医在治疗时一般是以健脾益气、燥湿和胃、补肾摄涎为主。

在两年前我曾接诊过一个2岁零9个月大的女孩，正是天真可爱的年龄，看上去十分乖巧，讨人爱怜。女孩从约4个月大的时候就开始流清涎，她的妈妈每天要为她在颈下换十几条口巾。经过问询检查，我确定她的病证属水饮，是由于脾胃虚寒引起的。虚寒的脾胃一般会兼夹水饮，因为脾胃就是运化水液的，功能不好就会出现病水。而清涎就是水饮的一种。对此，我针对女孩的问题，开出了药方。到复诊时，情况已有所好转，不像以前清涎常流不止。为巩固效果，我又给她开了一副药方。一共是3剂的量，每两日煎服1剂。服用后洋洋的流涎症状便没有再出现了。

在治疗小儿流涎上，民间的一些偏方也有很好的疗效。比如：

【大枣陈皮竹叶汤】取大枣5颗，陈皮5克，竹叶5克，以水煎服，每日1剂，分两次服用，连服3~5剂，小儿的流涎状况会得到明显的改善。

如果家有流涎的孩子，父母需要注意要随时为孩子擦去涎水，以免下巴长时间被浸泡而肿痛发炎，擦的时候不可用力，轻拭即可；常用温水洗净流涎处，然后涂上油脂；给孩子擦涎水的手帕一定要质地柔软，以棉布为宜，注意经常清洗。

遗尿

绝大多数孩子在2岁以后就能够自主控制排尿，即使是夜晚熟睡以后，也能及时醒来告诉妈妈"我要撒尿"。但是，也有一些孩子控制不了自己的夜间排尿时间，于是经常出现"在床单上画地图"的情形。轻者数日一次，重者每夜必遗或一夜数次。医学上将5岁或5岁以上儿童出现的夜间尿床，称为遗尿症。虽然随着年龄增长，遗尿症发病率有下降趋势，但大约有1%~3%的人会持续至成人期，而且随着年龄增加，症状会越来越严重。因此，家长不能抱着旧有观念，认为儿童尿床是一种自然现象，而是要为孩子的健康成长多考虑，及早就医，及早让孩子和大人都摆脱烦恼，避免由此引起的儿童生长发育不全、孤僻、自卑、缺乏自信心等性格缺陷。

中医认为，小儿遗尿是由于肾气不足、脾肺气虚、下元虚寒、肝经湿热，而导致三焦气化失常、膀胱失约出现的。从外在表现上来看，多数患儿易兴奋，活动量大，夜间睡眠过深，不易自主醒来。在我接诊的患儿中，多数人的遗尿史比较长，一般有肾阳不足和脾肺气虚两种类型。肾阳不足的临床表现为小便清长、舌质淡、苔白、脉沉弱，同时伴有神疲乏力、面色苍白、肢凉怕冷、下肢无力、腰腿酸软、反应迟钝等症状；肺脾气虚的临床表现为面色苍白、唇色淡白、食欲不振、舌质淡而苔白、脉弱等。

小儿遗尿症同样可以用食疗的方法调理，我先给大家介绍几种治疗"肾阳不足型"小儿遗尿的方法。

【食疗方1】覆盆子10克，芡实15克，益智仁（盐炒）10克，猪膀胱1个。把前3味药研成细末，用食用纱袋包好，与猪膀胱一起炖熟，可以饮汤并食用猪膀胱。

【食疗方2】肉桂（研末）3克，鸡肝（切片）1具，放入碗内，加入生姜、葱、米酒、食盐、味精等调料及适量清水，隔水炖熟，可以饮汤及食用鸡肝，晚餐吃一次。

接下来，是治疗"脾肺气虚型"小儿遗尿的方法。

【食疗方1】乌梅5枚，蚕茧壳1个，红枣（去核）5枚。用水煎服，每日1~2次。

【食疗方2】炒白术10克，金樱子10克，芡实15克，粳米30克。先将前3味药用水煎汁，取大约200毫升药汁与粳米一起煮粥食用。

如果家长觉得亲自煎煮中药太过麻烦，药店里有一种现成的中成药，名叫"缩泉丸"，对治疗肾和膀胱虚寒型的遗尿效果非常显著。

另外，运用脐疗方法来治疗小儿遗尿，不仅简便有效，而且痛苦很小，特别适用于儿童。可用五倍子、五味子、石菖蒲和麻黄各15克，肉桂5克，将这些药研磨成细末，装到瓶中备用。使用时每次取适量药末，用等量米酒调为糊状，敷在肚脐处，覆上纱布，用胶布固定，每日换一次药，坚持7~10天即可。

患儿家长在家里也可以采取按摩的方法。通过对劳宫穴(在手掌心，握拳屈指时中指尖处)、中脘穴（在上腹部，肚脐上4寸）以及三阴交穴(在小腿内侧，足内踝尖上3寸)等穴位进行刺激，可以达到调理阴阳、畅通血脉的作用。

【常用的手法】握住患儿手背，揉劳宫穴300次；让患儿仰卧，用掌心轻轻按摩中脘穴5分钟；按揉三阴交穴2分钟，等等。按摩每天进行一次，连续按摩5~10次后，如已经不遗尿，还应再按摩数次以巩固疗效。

这些手法需要家长自己灵活运用，按摩时注意用力适度，不要使孩子感觉到痛苦，这样也有利于坚持治疗。

🌱 伤风感冒

"我的孩子经常感冒，怎么做

才能让孩子不感冒或者少感冒？"我经常被父母问及这样的问题。的确，由于伤风感冒，孩子流鼻涕、鼻塞、打喷嚏、流泪、干咳、全身不舒服；孩子不仅吃不好，睡不香，还会呕吐、发烧、拉肚子，有的还会出现并发症，如鼻窦炎、口腔炎、喉炎、中耳炎及淋巴结炎，甚至引起咽后壁脓肿、扁桃体周围脓肿、气管炎及肺炎等等。从出生到上幼儿园前，幼儿一年平均患感冒大约有5~8次，而上了幼儿园的孩子患感冒的次数会更多一些。由于小儿为稚阴稚阳之体，气血未充，脏腑娇嫩，如果饮食不当或者感受外邪，就容易引起脾胃功能失常，运化失司，体内阴阳调节能力变差，抗病能力自然下降。每感冒一次，就需要好长的时间身体才能恢复完好，这又让爸爸妈妈和爷爷奶奶们格外心疼。

感冒为万病之首，要特别注意。很多父母看到孩子感冒，不看医生就自己找一些感冒药吃，对有些孩子可能有一定效果，有些孩子在吃药以后反倒病情加重，这都是因为用药不当导致的结果。

感冒是由于人体感受了外邪，像风寒、风热、暑热等邪气，由于风邪占了很大比重，所以又把感冒称为伤风。在治疗中，中医大多主张疏风解表，通过发散祛邪，来达到治愈的目的。孩子感冒初期，辨别虚实寒热，正确用药，并辅以相应的食疗方，一般在很短的时间内就能痊愈。

例如，由风寒引起感冒的患儿，常表现为发热较轻，不出汗，畏寒怕冷，流清涕、伴有阵阵咳嗽、舌苔薄白等症状，可使用小儿感冒冲剂、柴防冲剂等药物施治。对于轻度风寒感冒，也可以让患儿喝红糖姜汤，具体做法为：

> 用生姜10克切片，放入适量水中煮沸，加入红糖15克趁热饮下。生姜药性辛温，能祛风散寒，喝一碗红糖姜汤使身体微微出汗，确有祛除寒邪的疗效。

如果患儿痰多易咳，推荐喝白萝卜汤，具体做法为：

> 用白萝卜250克，切片，加水煎后温服。白萝卜有"赛人参"之美称，可见其营养丰富，且有滋补润心、通气活血的功效，一般患儿喝下汤后，效果非常明显。

由风热引起感冒的患儿，常表现为发热较高、汗多、咽干痛，鼻塞、有黄鼻涕，咳声重浊，痰少不易咳出，舌苔黄腻等症状，可用小儿清热解毒口服液、板蓝根冲剂等药物施治。还可以在家里让患儿食用薄荷粥，具体做法为：

用薄荷15克煎汁，再取粳米60克加水煮粥，等到粥将熟烂时，加入薄荷汁及适量冰糖，温服，如身体出汗最佳。薄荷是疏散风热的重要药材，加上粳米、冰糖做成粥，能够促进出汗，并有护胃的作用。

由于大多数孩子都对中药的味道抱着排斥的心理，尤其是遇到特别倔强的孩子，就需要当父母的大伤一番脑筋了。在这种情况下，家长也可以采取穴位按摩的方法，对于缓解孩子的病痛，这种方法往往会更加管用，具体做法为：

【推坎宫】让孩子躺卧在床上，并在孩子的额头上涂上按摩油或润肤露轻揉。然后再用两只大拇指从孩子眉心处向左右两边推，当孩子头痛发热时，为他做这套按摩，有助于减轻疼痛。

【揉膻中】同样地，让孩子躺卧在床上，在其心口位置涂上一些按摩油或润肤露轻揉。然后用中指在宝宝心口位置轻揉50～100次左右，或以双手拇指在相同位置向左右两边推50～100次。这种按摩手法对减轻咳嗽有一定帮助。

如果是鼻塞严重的患儿，可以采取如下的按摩方法：

用双手中指端，按揉鼻孔两侧的迎香穴(在面部，鼻翼外缘中点旁，鼻唇沟中)，按摩同时让患儿做鼻孔翕张的动作，持续按压10秒左右，大体上就可以使鼻子通畅；如仍未见效，再用中指或拇指端按揉印堂穴1分钟，然后中指指面摩擦鼻孔两侧，来回约50遍。这时候患儿的鼻子应该已经感到无比轻松了。过10分钟可再重复一遍来巩固成果。感冒伴有发热，使用一种刮痧的方法也很好，不过因为小孩子气血未充，经常不出痧，怕痛不让刮，该怎么办呢？老祖宗传下来一种很别致的方法，就是用嘴吸，叫"吸痧"。具体操作是：把嘴对准风池(在后颈区，枕骨之下，胸锁乳突肌上端与斜方肌上端的凹陷处)、大椎(在后正中线上，第7颈椎棘突下凹陷处)、肩井(在大椎与肩峰端连线的中点)、肺俞(在背部，第3胸椎棘突下旁开1.5寸）等穴位用力吸吮，每个穴位吸数次，到穴位出痧为止。一般到第二天感冒发热就会减轻。

腹泻

孩子们最容易患上哪些疾病呢？可能很多人不知道，腹泻居然是仅次于肺炎哮喘等呼吸道感染，名列儿童易患疾病的第二位。

腹泻在2岁以下的婴幼儿中间更为多见，年龄愈小，发病率愈高。虽然腹泻四季都有发生，但以夏秋季节较多，而且往往会引起流行。小儿具有"稚阴稚阳"的生理特点，他们的身体器官的形态发育和生理功能都不成熟、不完善，机体柔嫩，气血未足，脾胃薄弱，肾气未充，容易感受外邪或内伤湿滞，导致脾胃运化功能失调而发生腹泻。小儿腹泻的临床表现主要有大便次数增多，粪质稀薄或如水样等。

中医认为，小儿腹泻病位虽然在肠腑，但与肝、脾、肾三脏功能失调密切相关，因此在临床实践中，大多从调理脾胃入手，恢复脾胃功能，使肠腑能够主化物分清浊，吸收水液，排泄糟粕。

在腹泻处于急性期时，可以给患儿喂食石榴皮马齿苋粥，具体做法为：

取新鲜石榴皮、马齿苋各50克，洗净，加适量清水，熬煮30分钟，将药渣滤掉，再加入少量米，继续熬煮成粥，加上油盐调味，分2~3次食用，在治疗期间忌吃生冷腥辣食物（此为2岁小儿药量，可随年龄酌情加减）。

当患儿的腹泻得到缓解但仍久泻不止时，我在这里给家长们推荐一种做法简单的食疗方：用山药100克，莲子肉100克，小米100克，把山药洗净切成薄片，与小米一起加适量水，用急火煮开后，换为慢火煮成稀粥。可温胃健脾，适合腹泻病程较长的小儿。

另外，也可以给患儿饮用萝卜汤，具体做法为：

把适量萝卜洗净后切碎，放在锅里加水煮烂；或者食用熟苹果泥：把苹果切成两半，放在锅里隔水蒸烂。这两种方法都具有健脾胃、补气血的功效，是慢性腹泻非常好的一种辅助食疗方法。

除了这些食疗的方法外，还可以给孩子贴敷脐部，具体做法为：

> 取吴茱萸3克，丁香1.5克，木香1.5克，苍术3克，肉桂3克，五倍子10克。将以上药物一起研磨成细末，均匀混合后，加适量食醋调成糊状，敷在脐部，以纱布覆盖，再用胶布固定，每隔两天换一次药。这些药物具有通风祛湿健脾、消除腹胀调节气血的功效，一般坚持用上3~5贴就有明显效果。

人们常说，给孩子穿衣服要注意"三暖二凉"。所谓三暖，就是背暖、肚暖、足暖，这三暖都做到了，就可以减少孩子感冒机会，防止拉肚子，适应外界气候变化。二凉即头凉、胸凉，这二凉的作用是保证孩子神清气爽，气血循环顺畅。

我在这里想提醒每一位年轻父母，造成孩子疾病的原因有很多种，除了出现症状及早寻医问诊外，在养育孩子的过程中还要多学习多请教，并且保持良好的家庭生活习惯，这同样能够使孩子患病的机会大大减少。

养生一点通

"提神之液"——米汤

米汤又叫作"米油"，是指用大米熬稀饭或做干饭时，凝聚在锅面上的一层粥油。许多人在熬煮过程中往往不重视米汤，将其倒掉，实际上这既不科学又浪费。米汤性味甘平，益气，润燥，能滋阴长力，其中有许多易被吸收的营养物质和矿物质。米汤能刺激胃液的分泌，有助于消化，并对脂肪的吸收起到促进作用。它还能促使奶粉中的酪蛋白形成疏松而又柔软的小凝块，使之容易消化吸收，因此用米汤冲奶粉或给婴儿作辅助饮食都比较理想。米汤还有收敛作用，对治愈腹泻也很有好处，特别适用于肠胃功能较弱的婴幼儿，正如我们的老祖宗所言："婴儿食米油，百日则肥白"。《本草纲目》里记录的很多药方，都是以米汤作为药捻子或药引子，需要用米汤送服。可见米汤确实是益处多多。

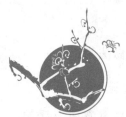

青春期气血逐渐充盈，
健康的奠基之时

  男子16～24岁、女子14～21岁，是人生的青春时期，也是生长发育的高峰期，同时还是体格、体质、心理和智力发育的关键时期。记得几年前看过一个外国作家这样来形容青春期：它是最好的时期，也是最坏的时期；它是智慧的时期，也是愚蠢的时期；它是信仰的时期，也是怀疑的时期；它是光明的时期，也是黑暗的时期；它是充满希望的春天，也是令人失望的冬天……这个年龄段的孩子，朝气蓬勃，看上去个个都充满了活力，青春逼人，但也很容易在身体和心理上出现各种问题。

  人在青少年时期，身体各部分的器官发育迅速，五脏六腑功能活动和经脉气血运行都比较旺盛。在人体生长发育方面，肌肉发达明显，第二性征突出，生殖机能也会随之发育成熟，在女子会表现为月经来潮、脂肪增加、皮肤柔润、头发浓密等；在男子表现为能够遗精、喉结变大、声音变粗、长出胡须等。但是，青少年在这段时期的生理特点是脏腑功能和气血运行、身体发育等正处于渐盛阶段，体内的阴精还没有达到最充盛的程度，肠胃等器官的发育还比较脆弱。因此，在青少年时期重视人体养生也是非常重要的。

  由于我们现在的居住环境越来越多变，不管是自然的还是人为的种种不利因素，加上不断加大的学习压力和社会压力，使疾病呈现出了越来越年轻化的趋势，如颈椎病、高血压、高血脂、糖尿病，甚至是器官衰化、抑郁症，以往只有中老年人才会出现的问题，也越来越多地开始在年轻人的身上显现。不过，作为家长也不用过多地担心忧虑，因为，青春期同时也是人一生中活力最盛的时候，是最容易调养身体、补充气血的时候，所以，只要大家能够始终保持健康饱满的积极心态，适时地为自己的身体"充气""加油"，就会把这些本来不属于自己的疾病远远地抛在身后。

调养气血，青春期时该做些什么

在青春期，人体内的各个器官还处于发育阶段，而且由于细胞活力大，需要摄入更多的营养来维持整个机体的正常运转，如果稍有营养不足，就会造成气血不足。因此，我们首先要做的就是合理地进行膳食补养。

补充体内气血，需要适时摄入补血、补气的各种食物和药物来慢慢调养，切不可操之过急。在主食上可以选择有补气功效的粳米、糯米、小米、大麦、荞麦等，有补血功效的紫米、黑米等；肉类上可选择有助于补气的鸡肉、驴肉等，有助于补血的猪肉、黄鳝、乌贼、海参、蛤肉、带鱼等；蔬菜中补气的可选择山药、扁豆等，补血的可选择黑木耳、藕、菠菜等；水果中补气的可选择栗子、椰子等，补血的可选择桂圆肉、橘子、石榴、樱桃等。平时还要多吃红枣、莲子、核桃、胡萝卜、黑芝麻、山楂、猪肝、猪血、乌鸡、鸡蛋、虾仁等，这些食物都有补血益气的功效。同时，还要禁忌烟酒及辛辣刺激、生冷寒凉的食物，少食烧烤、烟熏类食物。

此外，饮食一定要有规律。一日三餐，每餐的作用都不一样，我发现现在的年轻人很少吃早饭，这是一个非常不好的习惯，长期不吃早饭，特别容易造成气血不足，所以一定不能疏忽。早饭不需要非常丰盛，也不要太油腻，吃饱了就可以。中餐呢，建议多吃一些蔬菜，如有气血不足征象的人就适当吃一些补气血的食物，但不可吃得太多，吃得太多很容易造成气血不畅，不利于体内阴阳的正常调理。至于晚餐，最好是吃一些汤粥之类。

青少年的日常饮食应多样化，以提供充足、全面、均衡的营养，保证身体发育所需，注意要多吃谷类，以供给身体充足的能量，并且保证鱼、肉、蛋、奶、豆类和蔬菜、水果的摄入，避免偏食挑食及盲目节食，少吃零食，养成良好的饮食习惯。还有，平日要积极参加体力活动，加强体育锻炼，适量运动和合理营养结合，可促进青少年生长发育、改善心肺功能、提高机体的耐久力、减少身体脂肪和改进心理状态等。在这里，我给大家推荐两款简单易做，适于青少年补养气血的营养粥。

【菠菜枸杞粥】菠菜100克，枸杞子15克，粟米100克，盐、味精、香油各适量。将择好的菠菜连根洗净，放入沸水锅中焯一下，捞出来，码齐后切成小碎段，盛入碗中。然后将粟米和枸杞子淘洗干净，放入砂锅，加适量水，用大火煮沸后，改用小火煨煮1小时，等到粟米熟烂后，放入菠菜小碎段，拌和均匀，加上盐、味精，再煮至水沸，淋上几滴香油，搅拌均匀即成。每日早晚分食，能滋养肝肾，补血健脾，对青少年生长发育及贫血患者尤为适宜。

【红枣粥】红枣50克，大米100克，水适量。将红枣、大米洗净，放入锅中，加水煮粥即可。红枣粥易于消化，色香味俱佳，能增加孩子的进食欲望。尤其适于贫血、消化不良而导致的面容憔悴、皮肤萎黄者，经常服食可使肤色红润健康，并且对上述疾病也有辅助治疗的作用。

我们应该做的第二点是，要养成健康的生活习惯。

这一点包括很多方面，我就只挑几个关键的来说一下，如正常的作息习惯。年轻人活力旺盛，很多人在晚上12点仍然感觉不到困倦，所以常常熬夜上网或玩游戏，有的则是由于学习压力大，经常性地熬夜学习，这种习惯非常不好，长期熬夜容易造成机体免疫力下降，给风寒等各种外邪以可乘之机。所以为了健康，最好要早睡早起。

另外，还要多锻炼身体，促进骨骼生长，增强机体免疫力。20岁左右的年龄段也被称为"破纪录年龄段"，这个时期的身体功能处于鼎盛时期，心率、肺活量、骨骼的灵活度、稳定性及弹力等各方面都达到了最佳点，这一时期通过肌肉强化锻炼取得的"常规体力"，在锻炼终止后也不会消失，这也为今后的身体健康储备了充足的资源。注意坚持锻炼，一方面获得了健康，另一方面还能保持体重，否则到中年以后再去减肥就很吃力了。锻炼的方法多种多样，如快走、慢跑、游泳、骑自行车等，大家可以根据各自的身体情况来选择最适合自己的方式。

平常如果有时间，也可以按照我推荐的方法经常按摩穴位，对保持身体活力也有不错的效果，而且同样非常简单：用中等力度，自下而上地推揉足三里穴（在小腿前外侧，当外膝眼下3寸，距胫骨前缘一横指）15分钟，坚持每天都做，可以从根本上补益气血。

我们应该做的第三点，就是合理且适时的精神调养。

笑是天底下最好的保养品。良好的心情能够怡养心神、通畅气血。当你烦躁不安、情绪不佳的时候，听听美妙的音乐，欣赏一下幽默的相声或小品，就可以振奋精神，激发气血。在生活中，受到挫折时不要悲观，也不要失望，而是从中找到光明和温暖以及令人鼓舞的一面；同样，在胜利和成功面前，也不可忘乎所以、妄自尊大。要学会以诚恳、宽厚的态度对待别人，处处与人为善，并信任尊重他人，不要轻易对人表现出忿怒或怨恨的态度，这样，就会赢得更多的朋友，不让自己陷入郁郁寡欢的孤独之中。还要注意劳逸结合，学习工作适度，才能保护大脑和神经系统的健康。

为了健康，我们不该做什么

古人说过一句话，肝开窍于目。一个人视力的好坏，要依赖于肝脏内的藏血，因此，长时间趴在书桌上或电脑前学习和工作的青少年们，应该特别注意眼睛的休息和保养，防止因为过度用眼而损耗伤及身体内的气血（有关近视和护眼的知识在后面会有详细的介绍）。另外，青少年正处于活泼好动的年龄段，运动量相应较大，但在运动的同时也要注意适量。中医认为，津液为心血所化，流汗过多会导致血液的暂时性损耗，所以每次大汗淋漓后人都会感到心慌和疲乏。当然，不出汗也不利于体内废物的排除。最佳的状态是让身体微微出汗，切不可太过。

最近十几年来，我们看到青少年体瘦的没有减少，胖子却大幅增加，体重正常的比例逐年下降。人们通常只会关注营养缺乏，其实营养过剩的问题同样严峻。最近的调查显示，一方面，在我国贫困地区仍有不少孩子患有贫血、佝偻病，生长发育迟缓，另一方面，城市里体重超标和肥胖儿童明显在增加。营养缺乏和营养过剩几乎同时存在于我国部分青少年身上。体重过轻和过重都不好。身体瘦弱的人更容易出现血气不足，而体重过重就会造成心脏负担，加倍气血的损耗。所以要把体重控制在一个正常的范围，保证心脏功能健全，以满足全身对气血的需求。

任何一个身体健康、营养良好的人，都可以在适当的年龄段完成适当的发育。青春期是健康的奠基之时，同样，我也将从调和气血这一点出发，把青少年易患疾病的预防及治疗方法介绍给大家，掌握这些就能给你自己的健康增加"好运"。

🐛 近视

秋水盈盈，顾盼生辉，用这几个字来形容眼睛的美丽动人，真的是非常贴切。眼睛又被称为"心灵的窗户"，青少年正处在长身体、长知识的时期，也是用眼最多的时期，对眼睛的养护尤为重要。

近视是青少年中最为普遍的眼部症状。由于他们正处在生长发育旺盛而又未完全成熟的时期，这期间需要摄入大量的均衡营养，提供给身体的各个器官，来满足发育的要求。但是由于青少年的学业期间负担较重，营养不均衡的现象很普遍，造成了脏腑的气血阴阳失调，而眼睛需要在这些脏腑的濡养下才能得以发挥正常的视觉功能，由于肝脾肾功能不好，使眼睛的营养不能及时地得到供给，久而久之，就诱发了近视。

从日常保养上来说，眼疲劳者要注意饮食和营养的平衡，平时多吃些粗粮、杂粮、红绿蔬菜、薯类、豆类、水果等含有维生素、蛋白质和纤维素的食物。有效缓解视疲劳的合理膳食举例：

【食疗方1】鸡蛋1个，牛奶1杯，蜂蜜1匙。将鸡蛋打碎搅匀，倒入加热的牛奶内，用小火煮沸5分钟，等到温热时再加入蜂蜜。可在早餐后食用，或作为早点，伴食面包、馒头等。鸡蛋和牛奶都含有丰富的蛋白质、脂肪和维生素等，这一膳食既能增加身体与眼部的营养，又能起到缓解视疲劳的作用。

【食疗方2】牛奶1包（具体量依个人选用），黑豆500克，核桃仁500克，蜂蜜少许。将黑豆炒熟后冷却，磨成粉；核桃仁炒至微焦，去衣，待冷却后捣成泥状。取以上两种食材各1匙，冲入煮沸过的牛奶1杯后，加入蜂蜜1匙，每天早餐后服用，可有效改善眼疲劳的症状。

从调养脏腑气血出发，可选用具有补益肝肾作用的药物或食物，如肉类、蛋类、鲫鱼、黄鱼、墨鱼、淡菜、海参、虾、甲鱼以及桂圆、荔枝、葡萄、核桃肉、大枣等。

青少年护目六法

养目	注意平衡膳食，做到粗细搭配、荤素搭配，多吃新鲜蔬菜和水果以及海产品等，少吃糖果及甜食
极目	在空气清新的早晨，自然站立，两眼先平视远处的一个目标，再慢慢将视线收回，到距眼睛35厘米的距离时，再将视线由近而远转移到原来的目标上。如此反复数次，对调节眼功能有一定好处
熨目	每日早晨或睡前，采用坐姿或立姿，闭目，将两只手掌快速摩擦发烫，然后迅速按于双眼上，如此反复数次，可通经活络，改善眼部血液循环
浴目	用热毛巾或蒸汽熏浴双眼，每天1~2次，每次5分钟左右。也可将菊花、竹叶之类的中药煎汁，趁热熏眼部，待水温后再用药水洗眼，有清热明目的功效
运目	立于窗前，沿顺时针方向或逆时针方向，依次注视窗户的上、下、左、右四个窗角，每日早晚各做5~10分钟。通过运转眼球，可以调节睫状肌，改善视力
补目	多吃动物肝脏等，如猪肝鸡蛋汤、洋葱炒猪肝、瘦肉炖猪睛，以及香菇芋头等，可有效地滋养眼睛

【食疗方1】枸杞子5克，山药5克，红枣3个，粳米100克。将这些材料熬成粥，长时间服用，既能预防近视加深，又能增强体质。

【食疗方2】枸杞子10克，陈皮3克，桂圆肉10克，蜂蜜1匙。将枸杞子与陈皮放入纱布袋，与桂圆肉一起入锅，加适量水，用小火煮沸半小时后，取桂圆肉及汤，再加入蜂蜜。可在下午当点心食用。作用在于补益肝肾与脾胃，使气血旺盛，以营养眼内组织，对预防近视的加深起到一定作用。

要想保护视力，摆脱近视眼镜，首先需要从生活中的一点一滴做起，时刻注意和感觉眼睛的微小变化。一旦发现眼部不适，如发酸、发涩、视觉疲劳等，就要采取内调加外养的方法积极治疗。内调是指合理安排工作、学习和休息的时间，避免过于激动、过于忧郁、过于生气或过于劳心费神等引起体内阴阳失调，脏腑功能紊乱，气血失和，目失所养。外养就是要注意用眼卫生，不要长时间近距离看书或电脑，避免过强过暗的光线对眼睛的刺激，合理用眼。

❀ 少白头

头发是否健康能给人的信心、形象带来很大的影响。曾几何时，白发本是老年人的专利，但近些年来由于人们的生活节奏加快，精神压力增大，还有生活环境污染等多种原因，引起长白头发的年龄提前，发病率增高。现在二十几岁，甚至十几岁就长白发的随处可见。

明代张景岳《类经》中提到，"发为血之余"，是说头发的营养来源于血，与先天肾气、肝肾精血密切相关。如果肾气不足、肝肾精血亏虚，头发就会失去濡养而没有光泽，或早白或脱落。那么，要如何对付"少白头"呢？还得靠内调，也就是在吃上下工夫，通过饮食来养好我们的气血，这样头发才能滋润光亮

"少白头"的预防总的来说，一是要注意饮食的营养。可常吃黑豆、红豆、青豆、黑芝麻、核桃、胡萝卜、菠菜、香菇、黑木耳、乌骨鸡、甲鱼、海参、大枣、黑枣、柿子等。其中我特别要提一下黑芝麻，有不少老人每天吃一匙黑芝麻，坚持一两年后，头发又出现由白变黑的现象，这说明黑芝麻

对于白发确实具有非常有效的改善作用。此外，保持心情舒畅，避免过度紧张、劳累也可以在一定程度上预防白发过早出现。

以下介绍几例食疗配方，"少白头"的年轻朋友可以酌情选用。

【食疗方1】将桂圆肉、莲子、大枣、粳米各适量，放到一起煮粥。每日2次，连服1~2个月，可以滋补气血，使头发变黑。

【食疗方2】黑芝麻30克，粳米60克。先将黑芝麻洗净晒干后，炒熟研碎，与粳米一起煮粥。每天一剂，分两次食用。可以补益肝肾，滋润五脏，适用于身体虚弱、头发早白。

【食疗方3】枸杞子20~30克（鲜品30~60克），糯米100克，冰糖少许。将枸杞子浸泡片刻，洗净，与糯米一起煮粥，粥熟时加入冰糖，调匀即可。该食疗方可以补肝滋肾，养血明目，适用于因肝血肾阴亏虚引起的头发早白。

❁ 青春痘

进入青春期的女孩逐渐褪去了儿童时的天真幼稚，青涩的女性特征慢慢显现，与此同时，她们的生理、心理也产生了巨大的变化。于是，各种各样的问题也接踵而来。

女孩子天性爱美，但是处于青春期的女孩常常要面临青春痘的"作弄"。青春痘的学名叫痤疮，大多由肺胃蕴热、肝气郁结、内分泌失调所致，所以简单地涂抹药膏、服用抗生素并不能从根本上解决问题，而是需要从内而外的调理。

在饮食上，要尽量少吃海鲜、油炸、辛辣等刺激性食物，多吃富含维生素的具有清热解毒作用的食物，该类食物可防止增加内热，使病症变得严重。

此外，在情绪上也要保持开朗，睡眠保持充足，多运动，这些都可以促进内分泌正常，并且减少有毒物质在体内的堆积。

在中药材中，黄芪可以称作是女孩脸上痘痘的"天敌"，不管是外用还是泡茶饮用，都有明显效果。

【外用】生黄芪50克，白及50克，白术20克，蒺藜20克，牵牛子15克。把以上药材粉碎，过筛，然后用筛后的细粉与鸡蛋清或蜂蜜调和，每周做一次面膜。

【泡饮】生黄芪10克，黄芩3克。用以上两味药材加水，煮沸20分钟，取汁，待温时加入蜂蜜，每天饮用。

在中医学里，认为女子以肝为先天，肝又主情志，肝气不疏，气血不通，百病由此而生，如乳胀、乳腺增生、胃痛、月经失调、便秘、腹泻及各种妇科炎症。

在此，给您介绍一个调理肝经气机的有效方法，就是按摩太冲穴（在足背侧，第一跖骨间隙的后方凹陷中）。太冲穴是肝经原穴（原气输注、经过和留止的部位），是调理整个肝经的气机。它位于脚背大拇趾和第二趾结合处向后，在脚背最高点前的凹陷处，用手指按揉有酸胀感觉。每天下午3～5点按揉双脚太冲穴2分钟，或是每天晚上9～11点，先用热水泡脚后再按揉5分钟。这个方法尤其在春季对身体大有裨益，善用此法调理肝气，对女性健康很有好处。

在按摩的时候，还是有点小讲究的，要迅速地用力按下去，立刻迅速地放松，再按，再放松，一定要迅速、有力，在这样的刺激下，肝气才能充分地得到疏泄。如果只是使劲按着不动，不仅不会疏泄肝气，反而会使肝气阻塞。

最后，给患有月经失调的女孩推荐两种对身体大有裨益的膳食：

【桂圆鸡蛋汤】桂圆肉50克，鸡蛋1个。先用桂圆肉煎汤，半个小时后打入鸡蛋，炖熟。早晚各1次，连服10天。适用于月经失调、倦怠乏力、面色萎黄、失眠健忘等各种病症。

【红糖益母草】大枣20枚，益母草10克，红糖10克。加水一起炖熟。饮汤，每日早晚各1次。适用于经期受寒所致月经延后、月经过少等症。

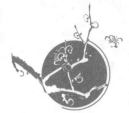

壮年血气方刚，易被忽视的健康黄金时代

男子24～48岁、女子21～42岁，是人生的壮年时期，也是人生中精力最充沛的时期。人到壮年，就如一颗成熟的果实，褪掉了青涩但同时却多了一份香甜，外表或许已少了青春的艳丽，但却多了一份成熟的金黄。壮年时期也是心理成熟的阶段，情绪多趋于稳定，但随着脏腑生理功能的变化，心理会出现相应的变化。这个年龄段的人要承担来自社会、家庭等多方面的压力，所以养生保健至关重要，如果调理得当，就可以保持旺盛的精力而防止早衰。

人们常说的一句话叫：年轻的时候拿命换钱，岁数大了是拿钱换命，这一点也不假。壮年是人体机能达到最鼎盛的时期，但是在女子35岁、男子40岁以后，就成为了健康的第一个转折期，身体机能会随着年龄的增长逐步下降。

从中医角度讲，患病多是由于阴阳失调，如果我们及早把身体内的阴阳调和了，自然就会远离疾病。因此每个人都要注重年轻时候的身体保养，根据季节、天气的变化适时地调补，养成一个良好的生活习惯，保持心情的舒畅，这样才能延缓衰老，强健身心。

人到壮年，要担负起更多的家庭责任与社会压力，体力与脑力劳动十分繁重。这个时期是决定中老年时期身体指标状况的时期，如果疲劳、损伤过度而得不到恢复，进入中老年后身体会变得越来越差。因此，这个时期尤其要注意选用合适的养生食谱，保持身体指标的正常。

21～28岁是女性适宜生育的年龄段，而后雌激素的水平将会逐渐下降，经常出现月经失调、周期紊乱或是经血不畅等现象，这个时候是需要特别注意的。女性属阴，本身阳气就弱，体质大都偏于寒凉，年龄越大阴气也就越重，因此定期调养是十分必要的。

🌳 调养气血，壮年期的女性这样做

◎第一步是合理饮食

人体需要各种物质，既不能偏食，也不能过饱过饥，人缺少了哪方面的营养都会都对身体不利，所以饮食要全面适当。女性调补的佳品当属大豆、大枣、山药、乌鸡、枸杞、当归等。这些材料有补益脾胃、益气固肾、补血活血和补充植物雌激素等作用，可以加强这类营养的补充，同时应适当地喝些姜糖水，驱赶体内的寒气。蜂蜜是非常好的绿色食品，每天早晚各服用一次，可补充人体每天所需的各种微量元素，是养生保健的首选。

◎第二步就是一个"动"字

任何运动，只要不是过度的，对身体健康都是有益的，这就要求大家勤于动，不懒怠，动则促进气血周流，懒则气血流通缓慢。人体只有不断地活动，保证气血的运行畅通，才会拥有一个健康的身体。

◎第三步就是要注重调养脾胃肾

肾是先天之本，脾胃是后天之本。肾藏精生髓，是人体生命的精华，肾衰退了，人体就要衰老；脾胃运化是供给人体生命所需营养的源泉，所以要注意保养这三者。俗话说"养生之道，莫先于食"，用食物滋补不仅利于人的吸收，同时也避免了药中的毒性，减轻了肝脏、肾脏的排毒压力，可谓是一举两得。

🌳 调养气血，壮年期的男性这样做

◎第一是减思虑

思虑、过劳、嗜欲是导致壮年男性早衰的三大原因。由于种种原因，壮年男子多处于一种紧张状态，其情绪以忧思为多。因此，养生首要的是减思虑，少忧愁，戒烦恼，除郁闷，清心寡欲，养心安神。

在工作之余，可以听听音乐，看看电影、电视，跟家人朋友开心相处，浇花养鱼，来放松情绪。

◎ 第二是勿过劳

壮年男性往往承受着过重的负担，工作上多被委以种种重任，生活上则是里里外外一把手，还要照顾老人孩子，既劳心又劳力。在这一超负荷运转下，更应该注意不可过分劳累，凡事量力而行，合理安排工作和家事，保持适当的生活节奏，做到张弛有度，劳逸结合。现在人的体质多数是阳盛阴衰，所以容易引起阳偏盛的疾病，在这个年龄段如果能够保持心态平和，不轻易被喜、怒、哀、乐这样的情志所伤，就会有效控制住阳气，达到阴阳协调。

◎ 第三是节房事

人将到中年，体力下降，这是一个不可违背的自然法则。如果仍然与青年时一样，房事频繁，势必损伤肾精，导致早衰。所以应根据各人的实际情况，节制嗜欲。

◎ 第四是常锻炼

运动是壮年男性最好的抗衰剂。儿童和青春期，人的机体处于阳气渐盛、生机渐旺的状态，少年男子活泼好动，青年男子身强力壮，都喜欢体育运动。而人到壮年，尤其是到40岁以后，阳气渐衰，生机衰退，体力下降，开始求稳好静，这也使得这个年龄段的男性疏忽体育锻炼，因此加速了衰老的进程，导致多种慢性病缠身。因此，加强锻炼十分重要。壮年男子的运动锻炼，应以运动量小，锻炼时间短，轻松愉快为原则，如慢跑、健身步行、骑自行车、游泳等，通过运动改善血液循环，促进新陈代谢，便可在一定程度上延迟衰老。

◎ 第五是重补养

壮年男性在40岁以后，体内精气开始亏虚，所以养生的重点在于扶正补虚以强健身体。比较适宜的补养应该重在食补，辅以药补，注意多吃含蛋白质、维生素、纤维素丰富的食物以及含钙食品，如乳类、蛋、海带、紫菜、虾等，并且要多吃蔬菜、水果，以防肥胖。

人的身体就像一台机器一样，需要不断地维护和保养，有了毛病就要修理。先以预防为主，一旦有了疾病就要抓紧治疗，只有祛除疾病，才能保证身体的健康。

预防这一点非常重要，这也相当于是给我们的身体设下了一道防护栏，使疾病不是太容易地就跨过去。我们通常说患了疾病，其实在古代"疾"与"病"含义不同。"疾"是指不易觉察的小病，如果不采取有效的措施，就会发展到明显可见的程度，便称为"病"。这种"患疾"的状态，现代医学把它叫作"亚健康"，在中医学称为"未病"。"未病"不是无病，也不是可见的大病，而是表明身体已经出现了阴阳、气血、脏腑营卫的不平衡状态。

🌺 亚健康

在20世纪70年代，西方医学界提出了亚健康的概念，并开始关注亚健康问题，但至今没有提出效果明显的治疗方法。而早在2000年前的《黄帝内经》中，就提出"不治已病治未病"的观点，唐代的孙思邈更是明确指出："古人善为医者，上医治未病之病，中医治欲病之病，下医治已病之病。"意思是说，最好的医生善于在人们身体健康之时予以调养，使其远离疾病；中等水平的医生则注重在发现微小的征兆时就及早调养，来避免疾病的发生；普通的医生就不用说了，大家在平时也会接触到。

亚健康和疾病都是源于人体内的阴阳失调。亚健康的主要起因是饮食不节、起居无常、情志不遂、劳逸无度等，导致脏腑、气血、阴阳失调或耗伤正气所致。而中医学认为，人体的阴阳平衡才是健康的标志，不过这种平衡是一种动态的相对平衡，而且容易受到外界环境的影响，所以要使其达到绝对的平衡是不可能的，也就是说，"亚健康"这种状态是客观存在的，于是针对性地，中医有了调和阴阳、补偏救弊、促进平衡的治疗原则，提出"药以祛之，食以随之"的方法，用食物来扶助正气，并确立了"五谷为养，五果为助，五畜为益，五菜为充"的配膳原则，还提出应做到酸、苦、甘、辛、咸的五味调和，不能偏食偏嗜，这种使人体趋于健康的饮食结构，也是人们常说的"药补不如食补"的道理所在。

到现在为止，亚健康状态已经占了整个青壮年人群相当大的比例，所以我们每个人都必须要对它抱有足够的警惕。很多人以为疾病是静止的，是由于一个偶然的因素引起的，其实疾病是一个不断累积发展的过程，而亚健康就是在发病之前身体给你发出的求救信号。出现了亚健康状态，如果听之任之，不去理睬，最后只有一个结果，就是走向疾病。

那么，我们该如何应对这些求救信号呢？这就得从亚健康所表现出来的几种主要状态，来灵活变化，打好这一场保卫身体健康的攻防战。

●肺气虚，表现为气短、多汗、易感冒等。应对办法：宜长期食用百合、蜂蜜、白木耳、红枣、橘红、杏仁等食物。

●脾气虚，表现为便秘、腹胀、肠鸣、嗳气等。应对办法：宜长期食用山药、莲子、山楂、薏苡仁、饴糖等食物。

●肾阳虚，表现为腰疼膝软、畏寒肢冷、头晕耳鸣、发须早白、性功能衰退等。应对办法：宜长期食用羊肉、芝麻、胡桃、豆类及豆制品、坚果类食物。

●肥胖、疲劳。应对办法：少吃淀粉类和糖类食物，宜长期食用萝卜、卷心菜、白菜、青椒、番茄、香菇等蔬菜和水果。

●心烦意乱、头晕失眠。应对办法：宜长期食用养心安神的食品，如桂圆肉、酸枣仁、柏子仁等。

●神经衰弱，表现为视力下降、记忆力减退、行动笨拙等。应对办法：宜长期食用莲子、桂圆肉、百合、大枣、糯米等煮的粥。

另外，还有一个消除亚健康症状的利器，我在这里让大家认识一下，就是茯苓。

茯苓的味道平淡微甜，外表皮有利水之效，表皮里层红色的部分称为赤茯苓，功效与表皮相同，再里面的叫作白茯苓，有利水、化痰、安神的功效。巧用茯苓，不仅可以驱走疲惫，而且也可以安神助眠，消除头痛等问题。

【茯苓汤】用核桃仁5个，白术15克，白茯苓50克，人参5克。将核桃仁炒熟，茯苓打碎，与其他几味药材放到一起煮汁。每天喝2次，每次100毫升。可以有效地缓解腰膝酸痛、浑身疲乏、手脚易出汗等亚健康状态。

【桂枝茯苓汤】用茯苓50克，桂枝10克，白术20克，赤芍药5克，生姜10克。把所有药材先浸泡30分钟，再倒入锅里熬煮，先大火煮沸后改小火煮20分钟。每日喝3次，每次150毫升。服3~5剂就可有效缓解头晕头痛。注意，阴虚血亏的人不宜服用。

【茯苓枣仁汤】用茯苓30克，炒酸枣仁15克，柏子仁10克，鸡蛋1个。把上述药材用纱布包好，在锅里煮汁，然后去掉药渣，用余汁煎蛋或蒸蛋吃。可以起到安神助眠的作用。

亚健康的主要表现

精神紧张，焦虑不安	孤独自卑，忧虑苦闷	注意力不集中
容易激动，无事自扰	记忆力减退，熟人忘名	兴趣变淡，欲望骤减
懒于交往，情绪低落	感觉乏力，眼易疲劳	精力下降，动作迟缓
头昏脑涨，不易复原	久站头晕，眼花目眩	肢体酸软，力不从心
体重减轻，体虚力弱	不易入眠，多梦易醒	晨不愿起，昼常打盹
局部麻木，手脚易冷	掌腋多汗，舌燥口干	腰酸背痛，此起彼伏
舌生白苔，口臭易生	口腔溃疡，反复发生	味觉不灵，食欲不振
反酸嗳气，消化不良	便稀便秘，腹部饱胀	易患感冒，唇起疱疹
鼻塞流涕，心律不齐	憋气气急，呼吸紧迫	胸痛胸闷，兴趣压感
心悸心慌，心律不齐	耳鸣耳聋，易晕车船	自感低热，夜有盗汗

警惕！在以上30种症状中，排除器质性疾病后，一般认为，只要有6种症状出现就可以认定为亚健康状态。

亚健康自测三法

◇鞠躬：先静坐5分钟，测出每分钟脉搏数A；然后将身体直立，上体微向前屈（鞠躬状），再还原，连续做20个（频率适中），测出脉搏数B；休息1分钟，再测出脉搏数C。将3次脉搏数相加，减200，再除以10。得出的结果在0～3之间，说明心脏强壮；在3～6之间，说明心脏良好；在6～9之间为一般；如果在9～12之间或12以上，恐怕你就要时刻关注心脏的问题了。

◇单脚站立：双手自然下垂，紧贴大腿两侧，闭上眼睛，用一只脚站立，另一人看秒表。根据其单脚独立稳定不动的时间，来判断老化程度。测定标准为，30～39岁男性为9.9秒；40～49岁男性为8.4秒；50～59岁男性为7.4秒；60～69岁男性为5.8秒。女性比男性推迟10岁计算。站立时间越长，说明老化程度越慢。未达标者，说明你的生理年龄已经高于你的实际年龄。

◇屏气：在游泳（或盆浴）的时候，先深吸一口气，然后将头埋进水里，屏住呼吸，再慢慢吐出，看看能维持多长时间。如果在30秒以上，说明你的肺很健康；能达到1分钟，那说明你的肺非常强壮了。

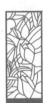 ## 颈椎病

现在颈部疼痛的问题困扰着许多人，吃药、理疗、针灸、贴膏药等诸多方法，都没办法彻底治愈，稍不注意就又会发作了。

万病皆由气血起，颈椎病当然也不例外。如一些久坐不运动的人，脏腑气血就特别容易出问题。当脏腑出现气血虚亏不调后，就会使胆经和小肠经的供血不足，肩颈部的肌肉群由于缺乏血液滋养，代谢缓慢，开始有了酸疼感。再加上久坐不动或坐姿不对，也会使颈肩部的督脉、足太阳膀胱经的脉气受阻，造成大杼穴气机不通畅。这两个因素相结合，便导致颈部气血淤阻，颈椎病就这样出现了。

既然我们知道了颈椎病的发病原因，那么平时就要引起注意，

除了增加锻炼，还要多进食一些补气血的食物。由于大杼穴是颈椎病发病过程中一个非常关健的点，所以在开始感觉到颈部酸痛不适的时候，可以经常按摩一下大杼穴（在背部，第1胸椎棘突下，旁开1.5寸），具体做法是，沿着大杼穴上下拍打，每天做2～3次，每次10分钟。可以促进气血畅通，避免在大杼穴形成气血淤阻。

如果颈椎病已经形成，出现明显的颈肩背部疼痛时，此时，仅靠按摩大杼穴就不够了，还需要学习一些自我推拿的方法。下面介绍的这种推拿方法，可以自己做，也可以与家人或同事相互进行。

◎第一步松解肌肉

对颈项部、枕后部、肩胛部、颈椎横突后结节和胸椎夹脊等处，交替使用有节奏的拍击、拿捏、按揉、拿揉等手法，在使颈肩背部肌肉逐渐放松的同时，配合颈椎的旋摇活动，以调整颈椎微小错移。

◎第二步穴位推拿

在肌肉逐步放松的情况下，用轻缓柔和的刺激性推拿手法，在颈项肩背部的风池（在颈后区，胸锁乳突肌上端与斜方肌上端的凹陷中）、肩井（在肩胛区，第7颈椎棘突与肩峰最外侧点连线的中点）、天宗（在肩胛区，肩胛冈中点与肩胛骨下角连线的上1/3与下2/3交点凹陷中）这三个穴位实施操作，选用或交替使用按揉法及推法（此两种按摩手法，后文有详细介绍，可供参考）刺激关键穴位及其周边肌肉群，可以有效地松解劳损、紧张甚至痉挛的颈部肌肉。

在按摩和推拿以外，有一些民间偏方，对于治疗颈椎病其实也有着很神奇的功效。接下来介绍的这个偏方，我在前几年曾经用过，效果不错，大家不妨一试。

具体做法是：把羊骨敲成碎渣，在锅里炒至金黄，晾冷后，放入高度数白酒中浸泡一个月。泡好以后，用姜片蘸酒，在肩颈部反复揉擦5～10分钟，揉擦部位会有灼热感。每晚擦一次，约一周时间就会见效。

🌸 孕产期

气血与女性的关系非常密切，气血的盛衰和运行畅通与否直接影响着女性的容颜和身体，关系到女性一生的美丽和健康。而女性一生中有三个重要的调节气血的时期：初潮期、生育期、更年期。其中最重要的就是生育期。

都说怀孕时的女人是最美丽的。怀孕期间，准妈妈一定要注意孕期的饮食和身体变化，按时做孕期检查，保持心情愉快，调节心理状态并做适当的运动，将自己的美丽进行到底。

◎孕早期养胎气（13周末之前）

孕早期是幸福与甜蜜时刻到来的开始，是女人一生中重要的生命旅程。孕早期的营养与检查对孕妈妈和胎宝宝来说非常重要，为了小生命的健康成长，应该早早做好准备。当然，因为胎儿还比较"脆弱"，需要你给予他（她）更密切的关注。在此时期，孕妈妈在饮食方面要饥饱适中，食物清淡。宜清热滋补而不宜温补，否则会导致胎热，胎动，容易流产。如果有妊娠反应，如呕吐、反胃、恶心等症状，可采用止呕和胃的食疗方法，如苏叶生姜茶：紫苏叶4~5克，生姜汁数滴，用沸水冲泡，代茶饮服，具有理气和胃安胎的功效。

孕早期推荐膳食：

【红枣桂圆银耳羹】红枣7枚，桂圆50克，银耳10朵，冰糖适量。将红枣洗净；桂圆洗净去皮、核；银耳用水泡发后撕成小朵。把桂圆、红枣、银耳放入锅中，加水没过食材，煮15分钟左右，加入冰糖再煮几分钟即可。每日1次，早晚服用或加餐服用均可，有补血、益脑作用。

【银耳鹌鹑蛋】银耳12克，鹌鹑蛋250克，冰糖15克。用水把银耳泡发，除去杂蒂，放入碗内加清水，上笼蒸透；把鹌鹑蛋放入冷水锅内煮开，捞出，浸在凉水中，剥去外壳；锅置火上，加清水和冰糖，烧开后放入备好的银耳、鹌鹑蛋，撇去浮沫即成。对贫血、营养不良等均有调补作用。

◎孕中期养胎气（第14~27周）

相对于整个孕期来说，孕中期是准妈妈比较舒服的一个时期，胎儿逐渐趋于稳定，准妈妈也逐渐适应了怀孕的生活状态。当然，孕中期的胎儿和准妈妈都会发生相应的变化，准妈妈们需要了解一些注意事项。在饮食方面要多样化，营养丰富，但不能太饱，要多吃蔬果来利通便。在这个阶段阴血常显不足，易生内热，宜养阴补血，可多吃苋菜、芥兰菜、菠菜、芝麻、白木耳、椰肉以及豆类食物。

孕中期推荐膳食：

【猪腰杞子汤】猪肾200克，鱼肚20克，枸杞子25克，盐、植物油各适量。将猪肾、鱼肚和枸杞子分别洗净，取清水5碗，把三种材料一起放入煲内，煲约2小时，加油、盐调味便可。具有养颜色、益血气的作用。

【鲤鱼补血汤】鲤鱼（约500克）1条，黄酒100克，桂圆肉、怀山药、枸杞子各25克，红枣（去核）4个。将鲤鱼去鳞，取出内脏，切成三段；把药材洗净，加沸水、黄酒各一杯放入炖盅内；用毛边纸封住盅口，炖三四个小时后服用。有补血活血、利水消肿之效。

◎孕晚期利生产（第28周及其后）

现在已经进入怀孕的最后阶段了，过完这一阶段，子宫内的胎儿就可以称为足月儿了。这就意味着宝宝随时可能降临人间，母子很快就要见面了。怀孕晚期，多数孕妇会出现脾气不足，不能运化水液，出现水肿；而且阴虚血热，胎热不安，也容易出现早产。因此需要补气健脾，滋补肝肾以利生产。可以用当归5克，生黄芪3克，通草5克，煮成药汁，每天给孕妇吃上一小杯，能起到补气血、通乳的作用。

孕晚期推荐膳食：

【三仁汤】甜杏仁30克，核桃30克，黑芝麻30克，白砂糖5克。把三种材料加适量清水同煮，最后用白糖调味即可。具有补血养血、润肠通便的作用。

【绿豆百合汤】绿豆300克，百合100克，葱花5克，盐2克。将绿豆择去杂质，洗净；百合瓣开鳞瓣，洗净；把锅里的水烧开，放入绿豆、百合煮沸，撇去浮沫，改用小火煮至绿豆开花、百合瓣熟烂时，加入盐、葱花即可。可以清热祛火，口感柔和，适宜晚期孕妇食用。

✿ 产后养身

孩子出生后，随之而来的就是"坐月子"的开始，这时产妇体内的热性会逐渐退去，并开始处于"虚"的状态。产妇若在偏热体质还没消退时就一味大补气血，容易加重原有不适症状，这也是为什么许多产妇进补后出现问题的时间多集中在产后一周或前半月的缘故。这时只有正确调和气血才能及时调养体质，促进体力的恢复、脏腑气血的复元，避免出现血液循环不佳、干眼症、易衰老、产后肥胖等诸多隐患。

对于这一点，我们的祖先早有体验，而且总结出了用黄酒、红糖为产妇补身体的养生方法，"黄酒红糖，产妇多尝"说的就是这个意思。黄酒能"通脉、养脾气、扶肝"，还能"散水、活血、行气、助肾兴阳"，从而帮助产妇将瘀血排出体外。而红糖性温味甘，入脾，有补血、补气，调达经脉的作用。所以黄酒和红糖相互配合，正好适合产妇的身体特点，有病可以治疗，无病可以预防。可在面汤、米粥中加入红糖，也可在汤菜中放入适量黄酒，效果都很不错。

由于分娩过程中失血，有的产妇可能会出现血虚的症状，表现为睡不好觉、心悸、头晕眼花。这时宜采用补血、养血、生血之法，补血的药物有当归、阿胶、熟地、桑葚等，食品有乌骨鸡、黑芝麻、桂圆肉、鸡肉、猪血、猪肝、红糖、红豆等，可经常交替选用。血虚者忌食荸荠、大蒜等。血虚产妇可以用15～20克当归加上桂圆肉和红枣，用水煎后服用。

◎推荐膳食

【归芪蒸鸡】当归20克，炙黄芪100克，子母鸡1只，葱、姜、味精、料酒、食盐、胡椒面各适量。将子母鸡洗净，用开水汆透，捞出用凉水冲洗干净，沥净水分；当归洗净，切块；姜、葱洗净，姜切大片，葱切长段。将当归、炙黄芪装入鸡腹内，然后放入盆内（腹部向上），摆上葱、生姜，加入清汤、食盐、料酒、胡椒面，盖好，用湿棉纸将盆口封严，上笼蒸约2小时取出，揭去棉纸，拣出姜、葱，加味精调味即成。可以补益气血，适用于血虚导致的各种病证。

另外，有些女性在产后会感觉头晕、神疲乏力、不想说话等，这是气虚的症状。如果女性产后气虚，并伴随有出汗的症状，可以用党参10～30克，炙黄芪10～20克，一起煎水服用；如果气虚的症状较轻，可以用10～30克党参煎水服用，或将党参、红枣一起炖鸡吃，效果也不错；如果感觉气虚比较严重，可单用人参10克煎水服用。

气虚者需补气，补气的药物可选用人参、黄芪、党参等，食品选用牛肉、鸡肉、猪肉、糯米、大豆、白扁豆、大枣、鲫鱼、鲤鱼、鹌鹑、黄鳝、虾、蘑菇等。忌食山楂、佛手柑、槟榔、大蒜、苤蓝、萝卜缨、芫荽、芜菁、紫苏叶、薄荷、荷叶等。

◎ 推荐膳食

【桂圆童子鸡】童子鸡（约1000克）1只，桂圆肉30克，葱、姜、料酒、盐各适量。把鸡去内脏，洗净，放入沸水中汆一下，捞出，放入钵或汤锅中，再加桂圆、料酒、葱、姜、盐和清水，上笼蒸1小时左右，取出葱、姜即可。可以补气血，安心神。

如果产妇表现出气血两虚的症状，进补就应该采用益气生血、气血并补之法。可用党参加红枣、桂圆进补。

◎ 推荐膳食

【清炖乌鸡汤】乌鸡1只，红菇、盐、酱酒各适量。将乌鸡和红菇洗净，放入炖锅，倒入煮沸的开水，小火慢炖2小时左右，以肉嫩能插入筷子为宜。食用时放入少许盐、酱油调味。可以调经活血，产妇体虚者食之则可补气养血。

还有一些女性产后会感到腹痛，这可能是因为体内有瘀血。可以用10～15克山楂煎水，再加些红糖服用。山楂可以活血散瘀，红糖可以益气补血、缓中止痛、活血化瘀，正适宜于治疗这种腹痛。

体质偏虚的产妇，可以常食粳米、糯米、小米、黄米、大麦、山药、红薯、马铃薯、胡萝卜、香菇、豆腐、鸡肉、青鱼、鲢鱼、黄鱼、比目鱼、刀鱼等。

下面，我再推荐两种对产后恢复身体有帮助的膳食。

【当归生姜羊肉汤】当归10克，生姜30克，羊肉250克。将羊肉炖烂，汤内同服。适用于体虚畏冷、神疲或妇女产后血虚之体。

【番茄红枣粥】番茄125克，红枣50克，枸杞子15克，大米100克，冰糖适量。把番茄洗净，切成丁；红枣去核，枸杞子洗净；然后把大米淘洗干净，连同红枣、枸杞子一起放入砂锅内加水，用大火煮开，改为小火熬成粥。加入切成丁的番茄及冰糖，再煮5分钟即可食用，早晚各1次。适用于病后体虚、产后气血两虚、体弱多病等。

　　此外，辛辣的食物易使产妇上火，导致口舌生疮、便秘等；生冷、肥腻、坚硬的食物和寒性药物则易损伤脾胃，还容易引起产后腹痛，所以在产后应尽量避免食用。

养生一点通

"坐月子"必备4种水果

◇香蕉：含有大量纤维素和铁质，有通便补血的作用。产妇多吃香蕉能防止产后便秘和产后贫血，并且对预防婴儿贫血也有一定的帮助。

◇红枣：水果中最好的补药，具有补脾活胃、益气生津、调整血脉、和解百毒的作用，尤其适合产后脾胃虚弱、气血不足的人食用。

◇桂圆：营养极其丰富的一种水果。味甘、性平、无毒，入脾经、心经，为补血益脾之佳品。产后体质虚弱的人，适当吃些新鲜的桂圆或干燥的桂圆肉，既能补脾胃之气，又能补心血不足。

◇橘子：所含维生素C能增强血管壁的弹性和韧性，产妇多吃橘子可防止产后继续出血；所含钙质能够通过产妇的乳汁把钙质提供给婴儿，有利于促进婴儿牙齿、骨骼的生长，而且能防止婴儿发生佝偻病。

中年气血渐衰，危机潜伏

男子48～64岁、女子42～56岁，是人生的中年时期。中年是生命中承前启后的年龄段，也是生命历程的转折点，机体活动将从此开始由盛转衰。有人说中年是人生最为艰难的时刻，被称为"多事之秋"，体力透支，心理压力增加，记忆力减退，身体疾病增多……

一般来说，人到三十，多数已成家生儿育女，生活方式初步定型，心思也安定下来，不再像青春期那样充满憧憬，而是满怀信心，脚踏实地创立事业，所以称为"而立"之年；人到四十，知识增多，见识日广，不再为事物的表面所迷惑，遇事冷静，所以也称"不惑"之年。人到五十，经验更加丰富，学识愈加广博，处世更加稳重妥善，所以又称"知天命"之年。

女人到49岁，男人到56岁，是一个分水岭，如果在前面的阶段或者从现在开始我们保养得好，将来就会度过得很轻松，甚至可能重新焕发出人生的"第二春"来。所谓兵来将挡，水来土掩，我们首要做的就是及时发现藏在身体内的隐患，将它们扼杀在萌芽之中。

人到中年，肩挑工作、家务两副重担，常常会感到两腿沉重，身心疲劳，因而也就渐渐地懒于运动，而且，由于"膏粱厚味"即鸡鸭鱼肉和高脂肪食物在很多人的日常饮食中是必不可少的，缺乏运动加上久食膏粱厚味容易阻碍脾胃运化功能，或变为痰湿阻塞气机，造成气血不畅，反过来影响脾胃的运化功能，所以时间一长就会导致肥胖。中年肥胖者还往往附带有"四高"，即高血糖、高血压、高甘油三酯、高胆固醇，这下子，问题便变得越来越严峻起来了。

既然胖了，就要减肥，那么下面的话题就从"中年肥胖"开始吧。

中年肥胖

总的来说，中年发福的现象不分男女，但是，中年男女"发福"的部位却不一样。中年男性多余的脂肪一般积累在腰部和腹部，在腰部的脂肪可能导致心血管疾病，在腹部的脂肪危害性更大，因为它侵占腹腔有限的空间，甚至挤压各内脏器官，从而导致一系列疾病。所以，在迈入中年期以前，大家就要兼顾饮食健康和坚持锻炼身体，大腹便便的中年男性更加不可掉以轻心。

女性的多余脂肪积累一般伴随着绝经期出现。在绝经以前，女性体内的雌激素水平高，这时即使有多余的脂肪，一般也只积累在臀部和大腿上。绝经之后，女性的新陈代谢以每10年下降4%～5%的速度递减，这时女性多余脂肪积累的部位便会上升到腰部和腹部，患高血压、心脏病、糖尿病等由肥胖导致的疾病的概率逐渐与男性持平。因此，女性在绝经之后尤其要通过合理饮食和增加锻炼防止"发福"。

所谓合理饮食，就是不偏食、不嗜食，饥饱有节，五谷五味搭配适宜，使各脏器都能充分得到所需的营养。

得了肥胖症后，就必须要了解自己发胖的原因，从根上去除肥胖，而不是盲目地吃各种各样的减肥药品。

患有肥胖症的人，可以采用药食减肥汤来治疗，用红豆120克，生山楂18克，大枣6枚（去核）。水煎，每日1剂，分2次服用，4周为1个疗程。方中的3种药食合用，具有利湿醒脾、理气和血等功效，从而能够促进人体内的新陈代谢，达到减肥的目的。

与中药减肥相比，食疗减肥的效果也有其独到之处。

◎ 推荐膳食

【鲜拌三皮】西瓜皮、黄瓜皮、冬瓜皮各200克，盐、味精各适量。将三种瓜皮一起在开水锅内焯一下，等冷却后切成条状，放入少许盐、味精即成。可经常食用，具有清热利湿，减肥的功效。

【红豆粥】红豆30克，粳米50克。将红豆、粳米洗净入锅，加清水煮粥。每日2次，作为早晚餐食用。久服可以利水湿，健脾，减重。

【燕麦片粥】燕麦片50克。将燕麦片放入锅内，加入清水，待水开时搅拌煮至熟软。或用牛奶250毫升与燕麦片一起煮粥。每日一次，早餐服用。可以益胃气，促消化。

对付肥胖，不外乎就是合理的饮食、加强运动、注意精神调节这三个方面，但也应根据各自肥胖的形成原因，采取适宜的措施，才能获得理想的疗效。比如，锻炼身体时，就得按照中老年人的生理特点，因人制宜，切忌做一些超出机体承受极限的剧烈活动。在精神调节方面，应谨记《黄帝内经》中的一句话："志闲而少欲，心安而不惧"，让自己的精神经常保持愉快和安宁。

刚才提到过，中年肥胖者的脂肪主要集中在腰腹部位，因此，非常适宜使用按摩法来消除这些多余脂肪。下面我们就来学习几种腹部按摩的方法。这些方法简单易学，不会让人有不适感，而且见效也很快。

【揉腹】以两手掌相叠，用掌心旋转按摩腹部，上起心口窝，下至耻骨，正反各30圈，以腹部渐至发热为度。

【推腹】以两手按于两侧腹部，用手掌用力向中心推挤，使腹部前凸，然后松开，使腹壁回弹，恢复原状为1次，共推20次。每日做1遍。

【擦腹】将两只手掌分别放在脐下小腹中央，同时上下摩擦30次，以渐感发热为度。

【按肚脐】将单手或两只手掌重叠按在肚脐处，揉按30次；或用食指、中指指腹在脐部进行轻柔的小幅度环旋揉压。

这几种胸腹部的按摩手法，能够有效提高脾胃气血运化能力，从而缓解便秘，减少腹部赘肉，并且对肝、肾等也有很好的保健作用。

对于中年女性来说，肥胖给她们带来的最大烦恼可能不仅仅是健康问题，形体上的不完美也同样让她们耿耿于怀。针对中年女性脂肪沉积的特点，我再给大家介绍两种简易可行的室内锻炼方法，通过局部运动，促进身体内气血流通，增加脾胃运化能力，从而减少脂肪堆积，另外，还可增加局部肌肉的弹性，提高女性的魅力。

【立式法】站立，双手扶椅背，一条腿独立，身体向前弯曲，一边呼气一边把另一条腿向后伸直，逐渐抬高至尽可能高的位置，然后恢复原状站立，再换另一条腿做同样的动作。如此反复进行，各做10～15次。每日做1遍。锻炼时最好采用腹式呼吸法，即用鼻子吸气，嘴呼气。做的时候注意收腹，支撑腿挺直。

【卧式法】仰卧，臀部倚在床沿，双腿直伸并悬空，两手把住床沿；双腿并拢慢慢向上举，逐渐向上身靠拢，当双腿举至身体上方时，用双手扶住双腿，使双腿靠向腹部，再慢慢放下腿，恢复原来的姿势。每日反复做5～10次。锻炼时注意要两腿伸直，用力收腹。

不管是采取什么样的方式来消除肥胖，都不能抱着一夜之间就会变成"窈窕淑女"的心理，一定要循序渐进，有条不紊。要记住，凡事都是欲速则不达。

🌱 神经衰弱

整夜失眠，不能深度入睡，精神不济，食欲不振，记忆力明显不如以前……警钟一个接一个地敲响，它提示着你可能已经成为神经衰弱人群中的一员了。绝大多数中年人在遇到这些问题时并没有重视，直到身体某个部位感到不适，才去寻医问药，而一旦知道自己患上神经衰弱后又变得非常紧张；也有不少人担心总睡不着觉，脑子会不会变坏？记忆力下降，自己会不会变傻？于是，这些很可能又成为了新的负担，进一步加重了精神紧张和身体疲劳，从而使神经衰弱更加严重。

总的来说，神经衰弱是由于体内气血失调、阴阳失衡，导致血液循环及脏腑功能缺乏，机体缺少营养滋补，使大脑神经细胞传导功能失常造成的。了解了这一点，大家应该会稍微把心放下一些了，说到底，根源还是要从气血上来找。

神经衰弱，首当其冲的一个症状就是失眠。当代社会由于工作和生活的压力，人们睡眠不足的现象越来越严重，失眠现象也越来越广泛，失眠已经被很多人称为一种"悄然扩散的流行病"。据统计，我国失眠人群占总人口的30%左右，在失眠人群中，女性要略多于男性，而在失眠的年龄层中，中年人失眠是最为严重的。

失眠同样是由于气血阴阳失和所引起的，所以在饮食上要多吃一些补养气血的东西，如大枣、阿胶等，下面的两种粥对改善睡眠有很好的效果，也可以尝试一下。

【酸枣仁粥】炒酸枣仁（捣碎）15克，粳米100克。先把粳米煮粥，再煮酸枣仁取汁，将药汁加入粳米粥中。空腹食用。可以宁心安神，适用于心悸、失眠、多梦、心烦等。

【夜交藤合欢饮】合欢皮、夜交藤各10克，水煎服。适合神经衰弱、心烦失眠者。

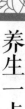

养生一点通

3种诱导入眠的有效方法

人们总结出来了许多诱导人体入眠的具体方法，我从中选择了三种比较有效易行的做法，长期失眠的人可在睡前照着来做。

◇仰卧揉腹：每晚睡前，仰卧床上，先用右手按顺时针方向绕脐稍加用力揉腹，一边揉一边默念计数，计120次；再换左手按逆时针方向同样绕脐揉120次，对前半夜进入深睡有良好作用；如后半夜再不能入睡，可按上述方法各揉腹60次，对睡眠也有一定作用。

◇搓涌泉穴：涌泉穴在足底部，卷足时足前部凹陷处，当足底第二、三趾缝。每晚睡前，端坐床上，先用右手掌搓左脚涌泉穴120次，再用左手掌搓右脚涌泉穴120次，每次力度均以感到微微胀痛为宜。便可驱除失眠，安然入睡。

◇卧位呼吸法：取右侧卧位，全身放松，双目闭合，舌尖顶上腭，用鼻孔慢慢吸气，使整个腹部膨胀，再从鼻孔徐徐呼出，至全腹收缩。连续坚持2周，一般失眠就可转好。

失眠先说到这里，接下来再回到神经衰弱这个大的主题上。神经衰弱的治疗方法有很多，这里介绍一种站马步桩疗法，方法很简单：将两脚开立与肩同宽，大腿屈膝蹲平，脚尖里扣正对前方，挺胸、塌腰、落臂，身体重心落于两腿之间，每天坚持早晚各练习5~10分钟，不但能够固培元气，而且还可以调节气息，让人心情舒畅、精力充沛。一般练习一周就能取得显著疗效，长期坚持，相信你的神经衰弱症一定可以治愈。

同样，食疗法对治疗神经衰弱也有明显的功效。

【红枣桂圆莲子粥】红枣20枚，桂圆肉10克，莲子50克，白糖少许。将红枣、桂圆肉、莲子洗净，用适量水煮至熟烂后，加白糖调味即可，可在早晚餐时佐食。可健脾养血、益心安神。

【莲子百合瘦肉汤】莲子、百合各30克，猪瘦肉250克，各种调料适量。将猪瘦肉洗净、切片，与莲子、百合一起放入锅中，用适量水煮至熟烂，加调料调味即可饮用。这道汤不仅口味鲜美，同时还可健脾润肺、清心安神，适用于一般中老年人及神经衰弱患者。

那么，神经衰弱者适宜参加哪些体育活动呢？一般认为，太极拳、健身气功、按摩、慢跑、打乒乓球等都有助于缓解神经衰弱。不过神经衰弱患者在参加这些运动时首先要根据个人的身体状况，切不可练得过久过量。情绪较差、精神萎靡的人适合进行一些能够提高情绪的运动，如打乒乓球、篮球、划船、跳绳、踢毽子等。另外，选择好锻炼的时间也很重要，最好在早晨或傍晚前，应避免在睡前活动，以免过度兴奋，妨碍睡眠，锻炼地点则要选择空气新鲜、绿化较好的环境，锻炼后要做些轻微的整理活动，如按摩、洗脚等，以促进身心的平和与安静。盛年不重来。即使人生的旅程已经走过了一半，我们也不能懈怠消极，得过且过，还是要多一份进取心和求知欲，别让自己经常处于"动机缺乏状态"，这样也就不会轻易地出现神经衰弱了。

🌲 肩周炎

50岁左右的人是最容易患上肩周炎疾病的，所以这种病又叫作"五十肩"。

中医对寒邪特性的描述是"寒性收引"，肩部受寒，可以导致血管、经络收缩，影响气血的运行。肩周炎就是由气血不足、外感风寒所致，过度劳累的人更容易引起肩周炎。肩周炎会使患者的肩关节活动受到限制，影响手臂的前屈高举、后伸、外展、内旋等动作，造成洗澡、穿衣等日常生活的不便。肩周炎的特点是起病缓慢，病程长，所以在出现肩背部不适症状时，就应该抓紧进行自我调节，还是比较容易治好的。首先，从饮食上要避免吃寒凉食物，多吃温性的食物。常用的膳食疗法有：

【宽根藤瘦肉汤】宽根藤50克，宣木瓜15克，瘦肉100克。用适量清水煮汤，调味食用。适用于风寒湿痹型的肩周炎患者。

【茅根桑枝粥】干茅根50克，老桑枝50克，大米适量。用适量清水煮粥，调味食用。适用于寒郁化热型的肩周炎患者。

【桑寄生当归蛋茶】桑寄生50克，全当归10克，鸡蛋1枚。先将鸡蛋煮熟去壳，再加入桑寄生、当归一起煮，然后加适量红糖饮用。适用于气血瘀滞型或肝肾亏损型的肩周炎患者。

【怀杞姜枣汤】怀山药50克，枸杞子15克，生姜6克，红枣8枚。用适量清水煮汤，调味食用。适用于风寒湿痹型、气血瘀滞型或肝肾亏损型的肩周炎患者。

其次，患有肩周炎的人平时应加强锻炼，增强机体的抵抗能力，特别是应该多做一些臂上举、外展、旋肩运动。

【臂上举练习】双手握住体操棒，在体前，手臂伸直，然后反复用力向上抬举，尽量向头后部延伸；在体后，双手握棒，用力向上抬举。

【外展练习】双手在颈后部交叉，肩关节尽量内收及外展，反复数次。

【旋肩练习】每天坚持早晚两次转动胳膊。做法是将伤痛一侧的肘关节屈曲成90°，然后以肩关节为圆心，转动360°，由前向后和由后向前交替进行，每次坚持15分钟。重者可先轻微转动，逐渐增大幅度和次数。一般轻者三个月，重者半年到一年即可痊愈。

最后，还要告诫大家，肠道寒湿重的人群，睡觉时一定要注意肩背部的保暖，如果不小心受凉，引起肩周、肩背部不适或有疼痛感，就要及时按照上面的方法按摩，以及早治愈。

🌸 中年肾衰

肾为先天之本。人体随着肾气的逐渐旺盛而生长发育，直至成熟，继而又随着肾气的逐渐虚弱而衰老、死亡。人到中年后，生理功能由盛转衰，不少人开始呈现出老态，表现为：缩胸驼背头下低，两腿无力步拖低，耳鸣耳聋眼昏花，牙齿松动发白稀，阳痿早泄性欲减，健忘失眠气喘急，小便频频或失禁，腰膝酸软少力气。这些症状都可认为是肾气虚亏。

肾虚是人体衰老的内在原因。老年人肾虚是衰老引起的不可抗拒的生理过程，叫生理性肾虚；而中年人出现的肾虚症状则是未老先衰，叫病理性肾虚。随着现代生活的节奏加快，病理性肾虚的高发率已经越来越突显。对于中年人来说，要改变未老先衰，就应当及时补肾，改善肾虚衰老症状。

在这里我要着重指出，根据报道，全世界每年约有25000名女性发生急性肾功能衰竭，每4名女性中就有一个得过不同程度的肾脏疾患，而男性的肾病发生率仅为1%。并且，"男怕伤肝，女怕伤肾"，这句俗语也早在一千年多前就揭示出了女性肾虚的高发率。女性肾虚容易出现提前闭经、性欲低下、烦躁、焦虑、多疑等更年期症状，除此之外，常见症状还有眼睑水肿、面色苍白、畏寒肢冷或浑身燥热、失眠多梦、注意力难以集中和肥胖等。所以，女性也一定要对自己的肾提起十二分的注意。

肾虚的主要致病原因，有肾气亏虚、肾阴虚、肾阳虚、肾精不足等。如果病情比较轻微，通过食疗可以在一定程度上缓解和治疗肾虚，但是为了达到更好的治疗效果，我建议还是应该采取"药补"加"食补"的方法，双管齐下，功效才能加倍。下面就介绍一些用中药调理肾虚的方法。传统中医最有代表性的两种中成药是六味地黄丸和金匮肾气丸。大家可能都听说过六味地黄丸，这是宋代名医钱乙创制的方药，可用于治疗肾阴亏虚的病证，如头晕耳鸣、腰膝酸软、潮热（身条发热像涨潮一样，多在下午或者晚上）、盗汗（睡觉的时候出汗）、男子遗精、女子月经失调等症状。另一个有名的方药是金匮肾气丸，这是汉代"医圣"张仲景创制的名方，到现在已经使用一千多年了，用来治疗肾阳虚的病证非常有效。肾阳虚最明显的特征之一是怕冷，手脚发凉，或者常感到下半身发冷，有的老年人经常会出现憋不住尿，尿滴沥难以自控的情况，男子会有阳痿早泄的症状，这些都与肾阳虚有关，可以服用金匮肾气丸来缓解症状。但是我要提醒大家，这两种中成药不可长时间服用，容易影响消化功能。

那么，怎么来进行肾虚的食疗呢？

由于人体是一个整体，脏腑之间在生理上有着互相滋生、制约的有机联系。反映在病理上也同样，当某一脏腑发生病变时，在一定的条件下可影响另一脏腑，从而导致兼证。所以，在采用食疗调养肾虚时，也要根据各人表现出来的具体症状来进行。

①肝肾不足：表现为腰膝酸软、头晕目眩、耳鸣耳聋、须发苍白等。

【食疗方】大枣30枚，菟丝子、枸杞子各10克，大米100克，红糖少许。将菟丝子加适量水煮40分钟，去渣取汁，然后与大枣、枸杞子、大米一起煮粥，待粥将熟时加红糖调味即可，可在早餐佐食。具有补肝肾、养精血、乌须发的功效。

②脾肾不足：表现为身体瘦弱、倦怠乏力、腰膝酸软、头晕目眩等。

【食疗方】红枣30枚，骨髓（羊胫骨）、炒白术、桑椹各10克，大米100克。将桑椹、炒白术一起煎煮40分钟，去渣取汁，然后与红枣、骨髓、大米一起煮粥，可在早晚餐佐食。具有滋补脾肾、填精补髓的功效。

③肺肾虚损：表现为疲倦乏力、咳嗽气喘、食欲不振、腰膝酸软等。

【食疗方】大枣20枚，杏仁、白果仁、核桃仁各10克，鸡肉200克，调料适量。将鸡肉洗净，切成小块，加适量水，与大枣、杏仁、白果仁、核桃仁一起用小火炖煮1小时，吃鸡肉、果仁及大枣，喝汤。具有补肺肾、止咳喘、益精血的功效。

③性功能减退：表现为腰膝酸软、性欲减退、遗精阳痿等。

【食疗方】大枣20枚，全虾50克，韭菜10克，大米100克。将全虾（不去头及外壳）洗净、切段；大枣去核；韭菜洗净、切段，与大米一起煮粥，可在早晚餐佐食。具有益气壮阳的功效。

补肾养肾还可以按摩下面三处补肾穴位。

●太溪穴：位于足踝区，内踝尖与跟腱之间的凹陷处。可在下午17点～19点按揉太溪穴，每次用双手拇指按摩5分钟左右即可。按揉的力度，有酸胀以及麻的感觉为宜。

●涌泉穴：睡前端坐，用手掌来回搓摩涌泉穴及足底部位，以感觉发烫发热为度，搓毕，再用人拇指指面点按涌泉穴，以感觉酸痛为度，两脚互换。

●关元穴：位于下腹部前正中线，脐下3寸。双手交叉重叠，置于关元穴上，稍加压力，然后双手快速地小幅度上下推动。操作不分时间地点，随时可做。注意不可过度用力，按揉时只要局部有酸胀感即可。

除了应有的药食调养和按摩外，肾虚者还需要保持良好的生活节奏，其中要领有三：适度的运动、性生活和睡眠。适宜的运动能改善体质，活跃思维，强壮筋骨，促进营养物质的消化吸收，从而使肾气得到巩固；其次，性生活要适度，不勉强，不放纵；另外，充足的睡眠也是恢复精气神的重要保障，要学会调节工作压力和心态，按时休息。如果这三个方面不加改善，那即使补的东西再多，最后也只会是事倍功半。

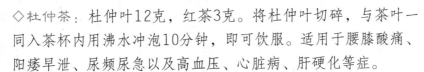

辅助治肾虚的4种中药茶饮

◇杜仲茶：杜仲叶12克，红茶3克。将杜仲叶切碎，与茶叶一同入茶杯内用沸水冲泡10分钟，即可饮服。适用于腰膝酸痛、阳痿早泄、尿频尿急以及高血压、心脏病、肝硬化等症。

◇刺五加茶：刺五加12克，红茶3克。取刺五加茎、叶，可加适量冰糖与红茶，放入杯中用沸水冲泡，10分钟后，即可饮服。适用于性功能低下和脾肾阳虚的消渴病。

◇益智仁茶：益智仁15克，红茶3克。先将益智仁捣碎，与红茶一同放入杯中，用沸水冲泡，代茶饮。适用于遗精早泄、阳痿不举、性欲低下、心烦失眠等症。

◇虾米茶：虾米10克，红茶3克。将两者一起放入杯中，用沸水冲泡15分钟后即可饮用，可反复冲泡，到淡而无味后，可将虾米与茶叶一同吃掉。适用于阳痿滑精、肾虚腰痛等症。

养生一点通

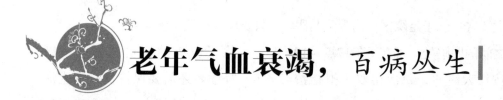

老年气血衰竭，百病丛生

男子64岁、女子56岁以上，是人生的老年时期。人生在世有四关，生老病死，任何人都无法逃脱掉。我们在盼着儿女长大成人的同时，自己必然也在逐渐衰老，机体各部分的功能普遍衰退，此时即进入了老年期，便会产生一系列的生理变化，比如，头发花白，出现老年斑，皮肤皱纹增多，骨质开始疏松……

人们常说，六十花甲，七十古稀，这是就古时候而言的，如果一个人能稳稳当当地活个六七十岁，是一件非常值得庆幸的事。当然现在活到七十岁就不能称为"稀"了，活不到七十岁反倒算"稀"。一般人到六十岁以后，精血耗损严重，常常会感到精神不佳，头昏眼花，腿脚也慢慢地变得不灵便起来，牙齿松动，头发变稀，耳聋，失眠，记忆力也变得一天比一天差了。这些都是人到老年后表现出来的正常症状。生老病死是自然界的法则，也是我们每个人必须经历的过程。结果既然无法改变，但是我们能够做的是，让老年人的这个过程与童年、青春期、壮年以及中年同样地充满生命活力，保持最大程度上的健康，使他们的生活变得更加安详。

比如，很多老人都容易感到疲乏，或是有腰腿疼痛等问题，出现这些问题的主要原因往往是气血不足，因此，治疗的关键就在于补气血。

那么，老年人气血不足该如何调养呢？这就需要懂得一定的养生方法。像平常多吃花生、红枣、枸杞等补血的东西，还可以适量喝些肉汤，这都要根据老人自身的身体状况来定。再比如，很多人都认为，随着年龄增长，脸上、手上一定会长斑，而且还会越长越多。其实这是个误解，很多人虽然年纪大了，但并不一定长老年斑。长斑和气血是否健康息息相关。斑的形成是因为气血瘀滞，也就是说，周身血脉运行不畅的人，容易长斑。中医常说"心主血脉"，心脏是血液运行的动力来源，起到泵的作用，如果心脏功能不好，血液肯定不会充盈。同时，向全身运输血液的通道——血管不健康也是不行的。血管内膜如果长了很多动脉粥样硬化斑块，血管内壁不够光滑、逐渐失去弹性，向全身输送血液的能力就降低了。如果一个人心脏功能很好，血管很健康，那么他一定会气色红润、皮肤润泽，就不会轻易地长老人斑了。

为了让大家领会起来更容易，我在这里把老年人养生的要点做了一个归纳，称为"四宜"和"四不宜"。

老年养生有"四宜"

第一，在精神、心理上宜知足常乐。古人有一句话，"乐以忘忧，不知老之将至"，意思是说，上了年纪的人应当有乐且乐，无乐找乐，其乐融融，必定健康长寿。老年人应该学会自找其乐，乐而忘忧。可以根据个人爱好，或习书作画，或养鱼养鸟，或养花藏石，或打拳练剑等来调节心情。

第二，在饮食上宜坚持杂、淡、少、慢、温五大原则，营养上坚持"三多三少"原则。"杂"是食物要多样化；"淡"是饮食要清淡；"少"是吃得少，要饮食有节，少量多餐；"慢"是进食不要过急过快，要细嚼慢咽；"温"是多吃温热熟软的食物，不要吃生冷硬及不易消化之物。"三多三少"就是多蛋白质、多维生素、多纤维素，少糖、少盐、少脂肪。

第三，在生活起居上宜注意调养。老年人应早卧早起，注意保暖，劳逸适度。比如，晚上睡觉前用热水泡泡脚，可以促进气血运行，疏通经络，就能睡个好觉；如果在热水中加入生姜片、花椒等辅料泡脚，对祛风散寒更有效果。

第四，为了防病治病，宜参加适量的运动锻炼。一般来讲，运动量宜小不宜大，动作宜慢而有节律。适合老年人的运动项目有太极拳、慢跑、散步、游泳、打乒乓球、打羽毛球、老年体操、垂钓等。每次的运动时间可以从10分钟开始，以后按照5～10分钟的递增量，逐渐达到45～60分钟。每天或隔天运动1次，每周不少于3次。适宜的运动锻炼对老年人的身体和精神两方面都大有裨益。

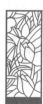

"小动作"养生三法

◇双拳运动：双手握拳，双臂左右拉开，将拳头从手腕处下弯，弯到最大限度为止，然后停呼吸约10秒钟，手腕仍保持下弯状态。接着松开双拳，同时吐出一口长气。可缓解肩背部疼痛。

◇踝部运动：稍靠外坐在椅子上，双膝抬起，脚尖着地，转动踝部，每次转动20次左右，每天坚持做两次。可预防动脉硬化、心血管疾病。

◇关节运动：早晨醒后，先用双手按摩面部，重点是嘴周和脸颊肌肉，双手从嘴部向左右脸颊推按，使面部肌肉全部伸展开，然后拿去枕头，在床上充分地伸腰，使全身得以充分伸展。最后做2~3次仰卧起坐，再将头向左右转动多次，便可起身下床。

老年养生"四不宜"

◎一不宜久坐

《黄帝内经》认为，"久坐者伤肉"，长时间坐着不活动，周身气血运行缓慢，使得肌肉松弛无力；而"动则不衰"，活动可使气血周流全身，全身肌肉得到濡养。因此，老年人应尽量多参加户外活动，不宜坐得过多、过长。

◎二不宜久立

《黄帝内经》认为，"久立者伤骨"，长时间站立，腰就会酸。而"腰为肾之府"，腰酸即意味着肾出现了问题。而"肾主骨"，肾劳累了，也就导致了骨头的损伤。

老年人气血运行本已减弱，全靠动静结合调节平衡，因此要坐与走交替进行，活动筋骨，防止气血凝滞情况的出现。

◎三不宜久卧

《黄帝内经》认为，"久卧者伤气"，人长时间卧床不动，会导致精神昏沉，萎靡不振，久而久之引起元气散乱，得不到凝聚，则人的精神更加不振，神疲乏力，形成恶性循环。因此，老年人除了夜间睡眠，要尽量少卧。只有适量的睡眠才能达到宁神养气，益寿延年。

◎四不宜久视

《黄帝内经》认为，"久视者伤血"，如果老年人习惯于长时间的看书读报，而又不配合适当的休息与活动，或没有得到睡眠等因素的调节，久而久之，就会出现面白无华或自觉头晕目眩、两眼干涩、视物不清等血虚症状。因此，老年人看书报杂志或电视以1~2小时为宜，期间要注意休息眼睛，防止眼疲劳。不论你自己是老人，还是身为老人的子女，一定要记住老年人的这些养生之道，保持良好的生活节奏，培养清和的心理，这样才能真正做到老有所为，老有所乐。老年人要学会养生之道，也要多了解一些在自己这个年龄段的易患疾病，这样才能做好预防，远离疾病。

🌱 老年贫血

贫血并没有年龄之别，从儿童到老年人，都会出现贫血。全世界近70亿人口中，其中就有大约30亿人患有不同程度的贫血，每年因为贫血引起各类疾病而死亡的人数以千万。这绝对是个触目惊心的数字，所以，那些以前对贫血不以为然的人，从现在起一定要引起足够的警惕。

在患贫血的人群中，女性明显多于男性，老人和儿童多于中青年。老年贫血在中医学里属于"血虚"范畴，体内血液亏虚或不足，使脏腑组织得不到濡养，从而表现出面色苍白或萎黄、手足发麻、头晕无力、心悸气短、耳鸣、记忆力减退等，严重者可引起低热、心力衰竭等。因此，对其进行适当的调养是非常有必要的。

治疗"血虚"之证主要是补血，大家可以按照下面的几种做法，用膳食来进行调血。

【食疗方1】红枣（去核）250克，连衣花生250克，黄豆500克。将几种材料加水后先用大火烧开，改成小火慢慢熬至浓稠胶状即可。每天早晚取3～5匙，加热水冲饮，1剂服1周；连服1～2个月后，可间歇1～2周再服。如在熬制过程中添加蜂蜜，则口味更好。

【食疗方2】红枣7枚，红豆50克，花生50克，红糖适量，枸杞子5克。将以上材料加水熬汤，与汤一同食用。简单易做，对补血有良好功效。

在这期间，还可以吃些肉汤、鱼汤、豆腐、蛋羹等，则效果更佳。在食物的烹调上，除注意色、香、味俱佳外，还要把饭菜做软、做烂，以利于老年人消化，减轻肠胃负担。同时要少食多餐，饭后宜平卧10分钟，促进消化。

老年人贫血与脾胃功能关系最为密切，只有让脾胃的运化功能正常，才能不断吸收水谷精微，从而化生气血，濡养全身。所以也可以采取健脾益胃的按摩方法，来有效改善贫血症状。

◎头颈部按摩

①按揉百会(在头部，前发际正中直上5寸，或两耳尖连线中点处)、印堂(在额部，两眉头中间)、率谷（在头部，耳尖直上入发际1.5寸）、安眠穴（在翳风穴与风池穴连线的中点处，用手指可摸到耳后有一块硬骨，硬骨下有一小坑，即为安眠穴）各30～50次，力度以产生酸痛感为宜。

②交替推揉印堂至神庭（在头部，前发际正中直上0.5寸）30～50次，力度以产生胀痛感为宜。

◎手部按摩

①用拇指指端着力按揉合谷穴约1分钟，以感到酸胀为度。

②推压手心5～100次，力度要稍重。

◎腰腹部按摩

①用中指指端着力按揉关元穴约2分钟，以感到酸胀为度。

②用拇指指端按揉约1分钟，以感到酸胀为度。

③用掌面或拳背紧贴在腰脊柱两侧，上下移动，以一上一下为一次，约

60次，以透热为佳。

◎腿足按摩

①用拇指指腹按揉血海（屈膝，按摩者以左手掌心按于被按摩者的右膝髌骨上缘，二至五指向上伸直，拇指约呈45度斜置，拇指尖下就是血海穴）穴约1分钟，以感到酸胀为度。

②用拇指指端着力按揉悬钟穴（在小腿外侧，当外踝尖上3寸，腓骨前缘）约1分钟，以感到酸胀为度。

③按揉足三里穴约1分钟，以感到酸胀为度。

老年性痴呆症

几年前一个同事的母亲走失，当时不仅医院的好多人帮着四处询问寻找，还在报纸以及网络微博等上面都发布了信息，引起了许多好心人的转发，万幸的是两天后她终于找到了自己的母亲。后来我才知道，其实老人就是典型的老年性痴呆症患者，以前也有走失的情况，不过超不过一天就找到了，这是离家时间最长的一次。

老年性痴呆症是老年人常见的一种疾病，在65岁以上的老人中，有10%的人患有此病，85岁以上老人中则几乎近半。由于大部分老人的子女正处于中年阶段，事业繁忙，很难做到全天照顾老人，所以经常会有老年人走失的情况出现。

在步入老龄化社会的今天，防治老年痴呆症尤为重要，它不仅给老人自己的生活造成了很大不便，严重的甚至会影响到一个家庭的幸福。中医认为，老年痴呆多是由于年老体虚，脏腑功能不利，心肾虚亏，精血不足，以至大脑失去充分濡养所导致的。最早会表现为记忆力明显减退，思维分析、判断能力以及计算能力也有所降低；接着是空间辨认障碍加重，很容易迷路，或者穿衣也很困难，记不起熟人的名字，经常自言自语等；到了后期，基本上便处于生活不能自理、大小便失禁的状态。所以，步入花甲之年以后，就应该注意养阴益肾，畅通气血，以改善记忆，增强智力，防止老年痴呆的发生。

南瓜、胡萝卜、番茄、西蓝花、豆芽这几种食物，对预防老年痴呆的发生有一定的功效，另外，鳄梨也被确认能降低老年痴呆症的发病风险，可以在平时经常食用。

而对那些已经出现老年痴呆症状的患者，采用食疗方法可以起到很好的辅助作用。

【食疗方1】麦冬15克，枸杞、五味子各10克。把这些材料洗净，研成粗末，一起放入杯中，用沸水冲泡，代茶饮用。

【食疗方2】桂圆肉25克，莲子15克，黑豆20克，红枣5枚。一起放入锅中煮熟。每日服用2次。

【食疗方3】粳米50克，柏子仁、松子仁、酸枣仁各10克，红枣3枚。一起煮粥。每日服用2次。

【食疗方4】粳米50克，核桃仁、黑芝麻、莲子各10克。一起煮粥。每日服用2次。

我们经常会看到有些老年人手里握着保健球或核桃，无论是散步、看电视或者跟人喝茶聊天时，都随时把玩着，其实这种做法对预防老年痴呆症也有很大的好处。这是因为，人在不断转动、搓捏保健球或核桃时，可以不断地刺激分布在手心、指头上的穴位，使局部的气血得以流通，从而防止和纠正老人退行性病变所致的上肢麻木无力、颤抖等症状。

而且，在把玩保健球的时候，可以使人的思想集中于手上，消除紧张状态，使大脑得到放松。因此，常玩保健球能有效地减缓脑部的老化速度，避免老年痴呆症的发生。

中风

"有位朋友，在一次烤肉聚会当中绊倒了，摔了一跤，旁边的朋友建议找医护人员，但她很确定自己没事，只是穿了新鞋脚下不稳而已。当她还颤颤巍巍站立不稳时，朋友们帮她打好干净，又为她盛了一盘食物，她就跟着大家一起享受接下来的时光了。她的先生后来打电话通知大家，她被送到医院，傍晚六点，就过世了，原因是她在烤肉聚餐的时候中风。如果他们懂得辨识中风的征兆，她现在也许还会跟我们在一起……"

这是我在一篇文章中看到的，也是关于中风的一个很典型的病例。许多人不了解中风的种种先兆，可能即使这些中风的先兆出现了，他们也全不以为然或者无所觉察。实际上，只有少数病人在中风之前没有任何征兆，而绝大多病人都会因脑部瞬间缺血而发出各种信号。比如，自觉头晕目眩，视物旋转，几秒钟后便恢复常态；肢体麻木或单侧肢体之力，站立不稳；眼睛突然发黑，看不见东西，几秒钟或几十秒钟后便完全恢复正常；原因不明的摔跟头；说话吐词不清甚至不会说话，但持续时间很短，最长不超过24小时；无疲倦、睡眠不足等原因，出现连续的打哈欠。这些都是中风病人的先兆，需要引起足够的重视。

中医认为中风的基本病机为阴阳失调，气机逆乱，上犯于脑。也可以这样来理解，肝肾虚亏、气血衰少是中风致病的根本，而风、火、痰、气、瘀则是中风发作的引子。既然知道了中风是怎么回事，又是由什么引起的，在采取治疗时就可以有的放矢，而不能盲目地以一概全了。

中风根据其病程的不同，可分为出现中风先兆、中风以及中风后遗症等不同阶段，因此在饮食上也应分阶段而各有所宜，各有所忌。

◎第一阶段出现中风先兆

表现为有明显的头晕目眩，肢体麻木，这时就应该禁食肥甘厚腻食物，尤其应戒酒，饮食宜清淡、易消化食物。可用下列小食方来预防中风的发生。

【菊花绿茶饮】菊花20克，绿茶10克，用沸水冲泡，作为茶饮，每天2~3次，连服数天。

【三七绿茶饮】三七末3克，绿茶10克，放入杯中，用沸水冲泡，作为茶饮，每天2次，连服数天。

【芹菜汁】新鲜芹菜500克，洗净后切段，用榨汁机榨汁，可加入少许白糖，用沸水冲服，每天1次，连服数天。

◎ 第二阶段中风

在中风后的恢复过程中，可以进食一些如牛奶、蔬菜汁或猪骨汤等流质食物，也可适量进食一些补益气血、滋养肝肾、较具营养的食物，如蛋类、瘦肉、鱼及新鲜蔬菜、水果。下面这两种汤就是比较有代表性的食疗方。

【怀杞甲鱼汤】怀山药30克，枸杞子15克，甲鱼（约300克）1只，生姜2片，料酒1匙，盐少许。将怀山药、枸杞子洗净，甲鱼宰杀后去甲膜、内脏，然后连同生姜、料酒一同放入锅内，加适量清水，用大火煮沸后，小火炖2~3小时，加少许盐调味，饮汤食肉。

【三七瘦猪肉汤】三七5克（或三七根10克），瘦猪肉250克。一起煮汤饮用。

◎ 第三阶段中风后遗症

一般指中风半年以上患者，这个时候的饮食调养也很重要，调养得好，就可以尽快促进中风的恢复，还能预防再次中风。应少吃动物脂肪，以低脂饮食为主。大家可以依据不同的中风后遗症状，选用下面列出的几种膳食。

【香蕉冰糖汤】香蕉5个，冰糖适量，陈皮15克。将香蕉剥皮、切段，陈皮浸软，一起放入锅内，加适量清水，用小火煮沸5分钟后加冰糖，煮沸至糖溶即成。本方可以滋阴通便，适用于中风后长期卧床不起、大便干结、舌红少苔、脉细等症。

【黑木耳猪肝汤】猪肝100克，黑木耳10克，红枣5个，盐少许。将猪肝洗净、剔除筋膜、切片，黑木耳用清水泡发洗净，红枣洗净，然后一起放入锅内，加适量清水，用慢火炖1小时，加盐调味，即可食用。本方可柔肝舒筋，适用于中风后筋脉拘急、头晕目眩、记忆力减退、反应迟钝等症。

【独活活血汤】独活8克，桑寄生10克，黑豆50克，米酒1小匙，盐少许。将独活切片洗净，黑豆洗净后与独活、桑寄生一起放入锅内，加适量清水，用大火煮沸后，再用小火煮3小时，去渣，倒入米酒，加盐调味，即可食用。本方可以活血祛风，通络止痛，适用于中风后肢体偏瘫、活动不灵、手足麻木以及中风后引发的肩周炎、腰椎病等症。

【黑豆汤】黑豆500克，加适量水入锅中，煮至浓稠状即成。每日3次，每次服15毫升，含服、缓咽。适用于中风后言语謇涩者。

许多中风患者由于太过于依赖家人，事事靠家人代劳，以致拖延了手脚功能恢复的进度，慢慢地当依赖变成习惯，手脚筋骨硬化，要想再恢复正常就很不容易了。

中风患者最需要的是家人的爱护与支持，但是爱护他们的方法，应该是协助他们尽快地恢复正常生活，而不是不管什么事都帮他们做，最后甚至让病人觉得自己已经是个废人。一旦自己先放弃，就将永远不能正常地生活，一个60岁中风的病人，可能会活到80岁，但中间那漫长的20年对他们来说就只能是一种痛苦的煎熬了。

因此，在中风后应尽早接受康复治疗，适当做一些由易到难的康复运动，比如，床上运动、翻身；从侧卧到坐起；坐位运动、坐位平衡；从坐到站；站立运动、站立平衡；步行、上下楼梯，等等。

养生一点通

预防中风的首选食品

◇香蕉：香蕉中含有丰富的钾，对细胞中营养物质的吸收及废物的排出，都起到了重要的作用。每天吃一根香蕉，将大大减少中风的危险。

◇土豆：土豆具有和中养胃、健脾利湿、辅助降糖降脂、润肠通便的作用，每天吃一次土豆（约50克），可使中风发病概率下降。

◇牛奶：牛奶对保护神经特别是保护脑神经可起到重要的作用，成年人每天饮用200~300毫升鲜奶，对防治脑中风大有益处。

◇含维生素C多的食物：血液中维生素C含量较低的人，患中风的危险性比正常人要高48%~67.5%。建议每天都要食用富含维生素C高的蔬菜、水果，如鲜毛豆、葱头、大白菜、韭菜、木耳菜、苦瓜、橙子、鲜枣、草莓、黑枣等。

由于中风的发作常常是猝不及防，给患者带来了难以想象的打击，身体功能的丧失，以及由此产生的自悲感和恐惧感，使许多人在心理上发生了巨大的变化。持续性情绪低落是中风患者最常见的心理障碍，严重的甚至会导致患者发生抑郁症。因此，中风患者要学会心理的自我控制和调节，消除杂念，保持良好的心态和稳定的情绪；而病人家属也一定要多去了解患者的心理变化，及时对患者进行心理疏导。特别是对生活不能自理的患者，在喂药、喂饭、洗澡、处理大小便、翻身时，不能流露出丝毫不耐烦的情绪，伤害患者的感情；经常给患者讲一些成功的病例，帮助他（她）建立起恢复健康的信心，赶走对死亡的恐惧。在帮助中风患者肢体康复的过程中，对他的每一点进步，都要加以鼓励。

老年肾虚

我在"中年人"一节里提到过，中年人出现的肾虚症状是未老先衰，叫病理性肾虚，而老年人肾虚则是衰老所引起的不可抗拒的生理过程，称为生理性肾虚。《黄帝内经素问》中也指出，人的脏器都有一个生命周期，人活到一定年龄之后，肾气自然会逐渐亏损，直到衰竭。老年人肾虚是很常见的事，但是我要强调的是，虽然老化不可避免，延缓衰老、达到老而不衰却是有可能的。

老年人肾虚的表现，主要以腰腿疼比较突出。这是由于肾主骨，肾气虚亏从而造成筋骨失养，导致腰腿疼痛。老年人久咳不愈也可能是肾虚的表现，是由于肾不纳气，气机失调所致。还有就是夜尿频，其原因也在于肾气虚弱，固摄不住津液所致。另外，眩晕、耳鸣、失眠、健忘等也都是老年人肾虚的常见症状。

老年人补充肾气的办法，首先在于合理的饮食调养，以及适当的药物补益。可多吃些菠菜、胡萝卜等蔬菜，凉拌菠菜时，加一些杏仁或核桃仁、花生等，对于补益气血，增加肾脏活力有很好的效果。

在肾虚者的食疗上，可以根据其表现出来的主要症状来参考选用，例如：

①眩晕症状：用黑芝麻160克，刺五加50克，黄精70克，一起研为粉状，与白糖50克拌匀，每天早晚用

开水冲泡饮服，每次服5～10克。

②耳鸣症状：用菖蒲9克，五味子12克，先煎，去渣留汁，再加入葱白6根，粳米80克，猪肾1对一起煮熟，适当加料调味，分两次食用。

③腰痛症状：用海参50克，枸杞15克，当归12克，羊肾1对，一起炖熟，每天分2次食用，连续食用10～15天即可见效。

④失眠症状：枸杞、柏子仁各12克，大枣8枚，一起入锅加水煮沸后，加入红糖10克，每天代茶饮。

⑤夜尿频症状：取红枣30个，益智仁6克，加适量水在锅内，用小火煮烂，再加入红糖，每晚临睡前服用。

从"生命在于运动"这一养生的基本理论出发，通过运动养肾补虚，是中医所提倡的一种积极措施。在这里，我给大家介绍两种简单实用的老年人保健按摩方法。

◎ 第一种，腰部按摩法

①将两只手掌对搓至手心热后，掌面分别放至腰部，上下按摩至有热感为止。在早晚各做一遍，每遍约200次，可补肾纳气。

②将两手握成拳状，手臂向后，用两拇指的掌关节突出部位按摩腰眼，向内做环形旋转按摩，逐渐用力，至酸胀感为宜，持续按摩10分钟左右。早、午、晚各做一次。可防治中老年人因肾亏所致的腰肌劳损、腰酸背痛等症。

◎ 第二种，脚心按摩法

①用热盐水浸泡双足涌泉穴，水温以自己能适应为度。每日临睡前浸泡15～30分钟。

②取盘腿坐位，用双手拇指从足跟向着足尖方向涌泉穴处，作前后反复的推搓；或用两只手掌自然轻缓地拍打涌泉穴，以足底部有热感为宜。

③取仰卧位，用双脚作相互交替的对搓动作。

俗话说：若要老人安，涌泉常温暖。如果每日坚持推搓涌泉穴这一肾经首穴，就可使老人精力旺盛，体质增强，并且能够防治老年性哮喘、腰腿酸软无力、失眠多梦、神经衰弱、头晕、头痛、高血压、耳聋、耳鸣、大便秘结等多种疾病。

最后，我想引用《黄帝内经素问》中的一段话来总结，"上古之人，其知道者，法于阴阳，和于术数，食饮有节，起居有常，不妄作劳，故能形与神俱，而尽终其天年，度百岁乃去。"它明确指出了只要遵循养生之道就会尽终天年，而这五条养生的秘诀就是：法于阴阳，和于术数，食饮有节，起居有常，不妄作劳。也即是说，我们要效法自然界阴阳消长变化的规律和特点，调养身心，比如在春夏顺从生长之气蓄养阳气，秋冬顺从收藏之气蓄养阴气；然后还要学习一些修身养性之法，像大家熟悉的八段锦、五禽戏等（后文有详细解说），持之以恒做下去就会收到很好的健身调心效果；在饮食上要做到均衡，不要有偏嗜，也不要过饥过饱，并且要养成一日三餐，日出而作、日落而息等有规律的生活习惯。只要大家按照这五点量力而行，脚踏实地，不被一些虚无缥缈的东西所迷惑，无论年龄多高，都一定会得到自己想要的健康体魄和丰富的精神世界。

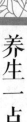

老年保健小偏方

◇治疗老年斑：杏仁适量，去皮捣成泥状，与鸡蛋清调匀，每晚睡前涂患处，晨起用温水洗净。

◇治疗老年哮喘：萝卜子250克炒熟，研成末，加蜂蜜和成梧桐子大的丸，每天服20～30丸。

◇改善老年体衰：母鸡1只，人参叶10～20克，粳米100克。将鸡剖洗干净，浓煎鸡汁，以原汁鸡汤分次同粳米、人参叶煮粥，先用旺火煮沸，再改用小火煮至粥稠即可。每日早晚餐温热服食。

养生一点通

第三章

气血不足是百病根

人体的五脏六腑、四肢百骸无一不需要气血的滋养，一旦气血不足，人的生理机能便会降低，大大小小的病症便会自行找上门来。所以说，养气血就等于防患于未然，为身体上一份超值的「保险」。

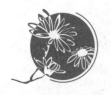

小儿厌食疳积，气血一调就好

很多家长都遇到过孩子厌食疳积的情况，尤其是1~5岁儿童更为常见。孩子能吃能睡，小身体健健康康的，是一件多让人舒心的事，父母最不愿意见到的就是孩子吃饭不香，哭哭啼啼。任凭家长哄来哄去，孩子含在嘴里的那口饭却始终难以咽下去。时间一长，后果便明显地表现了出来，和同龄孩子一比，自己家的孩子显得又矮又瘦，让父母更加焦虑不安。

孩子不愿意吃饭大多是患上了疳积。疳积是小儿的一种常见病，是由于喂养不当或其他多种疾病的影响，使脾胃受损、气血不足而导致食欲不振、全身虚弱、面黄消瘦等慢性病证。

古代的人把疳证与麻疹、惊风、天花并称为儿科四大证，但他们所说的"疳积"与现代的"疳积"已经有了明显的区别。在古时候，由于生活水平不高，对小儿喂哺不足，使脾胃内亏而产生疳积，多是由营养不良而引起。现在随着人们生活水平的提高，而且有些家长又缺乏喂养知识，盲目地增加营养，反而加重了孩子脾胃运化的负担，伤害了脾胃之气，中焦积滞，使食欲下降，营养缺乏，所以现在的疳积多由气血失衡造成。

俗话说："乳贵有时，食贵有节。"饮食要有时有节，并不是吃得越多就能长得越好。甘肥、生冷食物吃得太多，会损伤脾胃之气，耗伤气血津液，就会出现消化功能紊乱，产生病理上的脾气虚损而发生疳积之证。

为了帮助孩子快速康复，在家里进行长期自我治疗是很有必要的。中医治疗厌食症讲究的是"以和为贵，以运为健，开胃运脾，补气养血"，以此为原则，我给大家介绍几种疗效显著的食疗法。

【山楂山药汤】山楂9克，山药15克，白糖25克。煎汤代茶，每日1剂，连服1周。

【山楂大米粥】山楂30~40克，大米50~100克，白砂糖10克。先将山楂入锅，煎取浓汁，去渣后加入大米、白砂糖煮粥。可作为上午和下午的点心食用。以7～10天为1个疗程。

【白萝卜蜂蜜汤】白萝卜500克，蜂蜜150克。将白萝卜洗净切成小块，放在水中煮沸即捞出，晾晒半天，再回锅，加蜂蜜用大火煮沸，调匀。每次饭后食用数块，连服数天。

在这里，我重点给大家推荐一款雪梨酸梅汁：

【雪梨酸梅汁】取雪梨汁100毫升，酸梅10枚，白糖50克。将酸梅洗净，用少许温开水泡软，加白糖捣成浆状，滤去酸梅核，再倒入梨汁，用凉开水调至500毫升的量，放在冰箱内保存备用。1～2岁孩子每次饮用15毫升，3～5岁每次30毫升，6岁以上每次50毫升，每日3～5次，连服3～5天。对于脾胃气虚、面黄形瘦、不思饮食的消化不良儿童，有很好的疗效。

除了用膳食调理外，推拿也是治疗小儿厌食的一个有力武器。简单易行的一种方法是：父母在宝宝早晨醒来或晚上睡觉前，沿着宝宝脊椎两侧自下而上来回推捏，从尾骨下端开始，直至低头时颈后隆起最高处的下方。

每次捏脊3～5遍，每天或隔日进行一次，6次为1个疗程，可休息一周后再进行第2个疗程的治疗。

另外，也可以用手掌根部旋转按揉中脘穴，每日两次。中脘穴位于胸骨下端和肚脐连接线中点处，或者用拇指压按涌泉穴（30～50下，每日2次）。

这几种方法都能够促进小儿消化腺分泌和胃肠蠕动，提高肠道吸收能力，对消化功能具有全面的改善作用。

由于孩子的肌肤娇嫩，父母可预先在手上抹一些润滑油，推拿时手法务必要轻柔，或者在按摩的皮肤上撒少许爽身粉，这样操作起来会减少阻力，减轻不适感。

良好的生活习惯是孩子健康的前提。诸如疳积、厌食之类的小灾小病，往往是由于一些不良的生活饮食习惯所引起的。因此，父母应该适当让孩子增加体格锻炼，保证睡眠充足，多吃能够补充气血的食物，培养孩子按时进食、不偏食、不挑食等良好的饮食习惯。

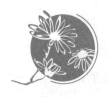

小儿多动症也是气血惹的祸

　　本来，从一出生开始，每个孩子都是站在同一条起跑线上，而随着他们的逐渐成长，往往会有一些孩子与其他同龄人相比，越来越明显地表现出智力和能力上的参差不平来。这种差异绝大多数是由于不同的养育方式造就的。许多年轻父母把过多的精力花在了给孩子补充五花八门的营养元素上，以及依靠一些高科技的智力玩具等来开发孩子的智力，他们认为自己在孩子身上付出的金钱越多，自己的孩子就会比别人的孩子越健康，越聪明。这些父母都忽略了一件事情，给孩子一个平常心、一个良好的性情，远比其他的一切都重要。而要做到这些其实很简单，比如，在与孩子玩游戏或者相互交流时，动作要轻柔，脸上要带着微笑，让孩子感受到来自父母的那份安全；大人的一些不良情绪不要不加避讳地传递给孩子；即使孩子做错事或者不听话，不肯学习时，也应尽量保持平和的态度，给予孩子精神上的激励；看到孩子哪怕是极其细小的一点努力，也不要忘记跟他（她）说一句肯定和赞美的话，这些良好的心理暗示和情绪一定会潜移默化地渗入到孩子的身心里。

　　孩子所出现的各种身心上的问题，都和身体内的循环系统息息相关，而循环系统的正常与否又直接影响到体内阴阳气血的运行状况。这些因果关系，每个人每天都在面对着，只是没人去深入地去思考过。所以，为了孩子的身心健康，父母需要主动地给予他们正确的情绪引导和心灵上的滋养。

　　下面将要提到的这个话题——小儿多动症，就是孩子在成长发育阶段最容易出现，也是最有代表性的身心不健康的症状。

　　顾名思义，小儿多动症的表现是以活动过多及注意力不集中为主。比如，有的孩子从早晨一醒来就不停地活动，一直到晚上入睡，没有片刻停止；孩子入学后在课堂上削铅笔、用笔乱画、撕纸、拔头发等。症状较重的，有突然尖叫，擅自离开桌位等。吃饭也是东走西跑或边吃饭边看书，速度极慢。除活动过多外，部分病例可表现出动作不协调，不能做精细的动作，如系鞋带、用剪刀等。注意力不集中则表现为心不在焉，不专心做事；

有的孩子上课时表面上非常安静，却听不进讲课内容；看电影、电视也难以坚持到最后；作业拖拉，做做停停。

小儿多动症的病因有几个方面，一是先天禀赋不足，由于孕母妊娠期有宫内窒息史等各种因素，影响了胎儿的正常发育；或者父母神经系统健康欠佳，致使患儿身体虚弱，阴阳失调。二是饮食中营养成分不足，或营养成分搭配不当，或过食生冷损伤脾胃，造成气血亏虚，心神失养；过食肥甘厚味，产生湿热痰浊，阻滞气机，扰乱心神。还有一些是由于外伤和其他因素，使孩子气血瘀滞，心肝失养而导致神魂不安，或由于其他疾病之后，虽原发病痊愈，但已造成气血不足或气血逆乱，使心神失养以致神不安藏。

既然我们说小儿多动症是一种身心不健康的症状，那么在治疗时也要讲究"心身并治"，采取情绪调节与药物、饮食等相结合，达到扶正祛邪、心身并调而治愈疾病的目的。由于多动症患儿大多表现为阴虚阳亢的证候，因此，在饮食上应避免辛辣油腻、过甜或过咸的食品。对于多动症的不同证型，可采用相应的饮食疗法。

【食疗方1】百合、生甘草各10克，大麦30克，红枣15克。加适量水煮熟饮服，每天1次，连服1个月为1个疗程。适用于肾阴不足、肝阳偏旺型多动症。

【食疗方2】竹笋15克，荸荠9克，红糖适量。加适量水煎煮，饮汤，每天1次，连服7天。适用于湿热内蕴、痰火扰心型多动症。

【食疗方3】鲜百合60克（干品20克），大枣4枚，鸡蛋1枚，白糖50克。将百合和大枣放在锅里煮30分钟后，加入白糖。再煮10分钟后，打入鸡蛋，稍煮即可服食，每天1次，连服2周以上。适用于气阴两虚型多动症。

【食疗方4】莲子（含莲子心）50克，酸枣仁（捣碎）12克。用纱布包好，加入粳米100克一起煮粥，熟后将酸枣仁取出，加适量冰糖适量，分2次服用，每天1次，连服2周以上。适用于心血虚、心火旺型多动症。

"心身并治"的意思就是在治疗身体的同时，还要注意心理方面的治疗。想让孩子内心树立自信，就要给他们多创造一些美化、完善自己的环境。父母可时常为孩子播放一些轻松的音乐，带孩子多看一些优美的风景，或者读一些寓意良好的故事等，这都是能让孩子治心修身的好办法。

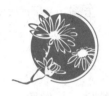# 气血亏虚是肥胖的诱发因素

　　虽然，我在上一章"中年人"一节中已经提到过肥胖问题，但由于此问题非常普遍，并非中年人的专利，且极易发生，故在此旧话重提，希望能给更多的读者朋友提供有益的帮助。

　　古代的埃及人在很早以前就将肥胖的病人画在墙壁上，认为肥胖是一种疾病，古希腊名医希波克拉底也曾经称"突然死亡这种情况，往往胖子比瘦子更多见"，但是只到20世纪以后，肥胖的问题才越来越受到人们，尤其是爱美女性的重视。

　　许多肥胖的人都对"吃"爱恨交加，他们一方面抵挡不住美味的诱惑，另一方面又视"吃"为大敌。在他们的印象中，"吃"是导致他们身体肥胖，影响美观甚至健康的罪魁祸首。其实，这种认识是有失偏颇的。如果是一个气血平衡的人，身体内的气血运化功能旺盛，摄入食物之后，该吸收的营养物质吸收了，该排泄的排泄了，他的身体就会不胖不瘦。反之，一个气血虚亏的人，身体内能量的转化和新陈代谢功能降低，一方面会产生未代谢完的营养物质（即过剩营养物质），另一方面，这些尚未代谢完的"过剩营养物质"不能被及时运走，滞留在体内，就会形成大量脂肪。所以说，气血不足才是肥胖产生的真正原因。

　　既然我们已经知道了引起肥胖的机理，那么，该怎么样来实施我们的减肥计划呢？

　　由于肥胖人群的气血虚亏，代谢能力也差，堆在体内的脂肪很难排出体外。所以只有靠补益气血，加速代谢，才能将这些脂肪分解并及时运走。因此，可以选择一些既能快速补益气血而又不会产生赘肉的食物，也就是健脾养血的食物，如山药、薏米、芡实、红豆等，另外，再搭配一些像黑豆、红枣、桂圆、牛肉等补血益气的食物。也可以多补充一些补气利水的蔬菜（黄瓜、白萝卜、冬瓜、绿豆芽等）、水果以及少量的坚果。

　　我在这里教给大家一个深呼吸的方法：在每天早晨醒来后，慢慢地做大

约5次深呼吸，或者当长时间用一个姿势伏案工作，肠道活动变得迟缓时，也可以做做深呼吸。注意呼气时要吐净气体，将手放在腹部，一边吐气直至感觉腹部瘪塌下去为止；然后再将手放在腹部，用鼻孔吸气，想象着清新的空气充满了身体，直至感觉腹部鼓起来。

另外，还要多做一些有氧运动，比如，每天步行1个小时左右，这样不仅能提高消耗脂肪的能力，又增加了代谢的功能，同时补血补气，也会让面色红润起来，使身体更加健康而有活力。

女孩子气血不足型肥胖的膳食调补方法有很多，以下是一些常见的实用做法，大家可以选择其中几种来施行：

【小豆减肥法】小豆炒熟，碾成粉末状，加入2勺牛奶，在进食前饮下2杯。

【黄豆粉可可减肥法】将适量的黄豆粉、可可粉与豆奶混合，在早晚餐前食用。进食量为平常的1/3，也可以加上麦芽和蜂蜜。

胡萝卜中含有丰富的红萝卜素，每天多喝一点胡萝卜汁，也能够有效地提高新陈代谢能力，使体重自然降低。

【胡萝卜减肥汁的制作方法】取一根中等大小的胡萝卜，将表皮充分洗净，切成适当大小，放入搅拌机中搅拌成黏稠状的胡萝卜泥，这样就完整地保留了胡萝卜的营养。每天喝1～2次，饭前饮用。也可以加些苹果、番茄或香蕉一起搅拌榨汁，或用柠檬汁、蜂蜜来调味。

好多人可能想不到，菠萝其实也是一种效果比较好的减肥食品。菠萝能够有效地帮助消化吸收，可以在每天吃饭时搭配食用菠萝或饮用菠萝汁。在吃菠萝以前，记得要把它去皮后切成片或块状，放置在淡盐水中浸泡半小时，然后用凉开水冲洗去咸味。经常受到便秘困扰的人，也可以在每天早晨时食用一片新鲜的菠萝。

想减肥的人多运动是好事，但切记不要饿着肚子去健身房跑步练操，这样只会加剧气血的消耗。平时，还可以通过睡前按摩来帮助畅通气血，化解气滞，以促进新陈代谢。在每天晚上睡觉前，躺在床上，用手握成空拳，来回敲打自己的腰部左右两侧，用力适中，100下左右即可。这样坚持做下来，不仅可以减掉腰部赘肉，对于便秘患者也有很好的疗效。

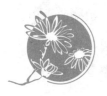

痛经的根本症结在于气血不通

可能大多数女人都遭受过痛经的困扰。痛经多出现在月经时，一部分人发生在月经前几天。月经来潮后腹痛加重，月经后一切正常。痛经的程度因人而异，有的会缓和一点，有的会很剧烈。同时，痛经的位置也有不同，有可能是小腹痛、腰痛或大腿疼痛。或许还会感到头痛恶心，或因痛经而腹泻、便秘。总而言之，痛经已经成为女人们无法言表的一种痛苦折磨。

中医认为"不通则痛"，痛经的根本病理机制是"气血不通"。妇女在经期及月经前后，由于气血变化较大，这时如果情绪波动、起居不慎或外邪乘虚而入，都容易导致气血运行不畅，寒凝经脉，子宫经血流通受阻，从而引起痛经、月经紊乱、小腹坠胀甚至排出黑色的血块。所以中医治疗痛经时也是从"通"处入手，调理气血，畅通淤阻，以达到"通则不痛"的目的。根据每个人的不同症状表现，痛经可分为以下三种：

气滞血瘀型痛经

多由心情抑郁及工作压力大等引起。表现为月经前及经期下腹胀痛，伴有乳房胀痛，经血下行不畅。对于这类痛经最重要的是要调理情志，每天抽出一些时间进行户外活动，疲劳时听一些舒缓、轻快的音乐，以达到消除精神紧张，解除心理负担的目的。平时多吃一些可以行气活血的食物，如白萝卜、荔枝、橘子、山楂、丝瓜、桃仁、芹菜、油菜、墨鱼等。适当的膳食也有助于缓解痛经，我给大家推荐一种益母草鸡蛋汤，具体做法为：

【食疗方】用益母草30克，鸡蛋2枚加水同煮，鸡蛋熟后去壳，再煮片刻，去掉药渣吃蛋饮汤，每天1次，连服3~5天。

还可以采用自我按摩的方法：

从经前5天开始，每晚用双手重叠，掌心向下压于小腹正中，作逆时针旋转按摩10分钟，随后从小腹至脐部反推30～50次，这样来行气活血，缓解痛经。

寒湿凝滞型痛经

多是由于月经前后、经期或产后感受寒邪引起。表现为月经前或经期下腹坠痛，遇冷加重，遇热减轻，按压局部会感觉到疼痛加重，月经血色发暗而有血块。这类痛经患者平时应注意保暖，随气候变化加减衣物，避免受凉、淋雨，少吃生冷、冰冻食物。这些不好的生活饮食习惯，都可导致经血运行不畅，造成胞宫收缩增强或痉挛性收缩，引起痛经。要多吃一些温经散寒的食品，如羊肉、狗肉、栗子、荔枝、红糖、生姜、小茴香等。

食疗对这类痛经可以起到很好的效果，具体做法为：

【食疗方】红糖60克，红枣10枚，生姜6克，加适量水煎服。月经前每天一次，连服3～5天。或者取山楂肉15克，桂枝5克，红糖30克，将山楂肉、桂枝装入煲内，加清水2碗，用小火煎至大约1碗的量时，加红糖，调匀，煮沸即可。均可温经散寒、化瘀止痛。

气血两虚型痛经

多见于多次流产、体虚久病、营养不良及青少年女性。表现为月经期及月经后小腹、下腹隐隐作痛，遇热及按压后减轻，活动后加重，严重者甚至会影响到日常生活及工作，还伴有头晕心悸、腰酸腿软、失眠等表现。

这类痛经患者平时应多参加体育锻炼，如跑步、骑自行车等，以增强体质，多吃一些具有补气生血的食物，如海参、鸡肉、大枣、黑豆、香菇、枸杞、桂圆肉、奶、蛋、葡萄、黄花鱼等。

下面这个食疗方对改善气血两虚型痛经很有帮助。

【食疗方】羊肉100克，桂圆10克，益母草、党参各10克，炖烂，每日1次，月经前连服5～7天，有很好的养血止痛功效。或取炙黄芪15克，当归15克，白芍15克，泽兰10克，糯米100克，红糖5克。把炙黄芪、当归、白芍、泽兰放入砂锅，加水煮15分钟后，在汁中放入糯米煮成粥，煮熟的时候放入红糖煮化即可。经前7天早晚各喝一碗，可以补气血、健脾胃、止疼痛。

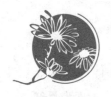

乳腺增生要用气血来调和

乳腺增生是一种最常见的乳房疾病，它的发病率占乳腺疾病的首位。乳腺增生可发生于青春期后任何年龄的女性，以30～50岁的中青年妇女最为常见。主要临床特征为乳房出现肿块、乳房疼痛，经常是在月经前加重，行经后减轻。由于乳腺增生中的极少个例有发展成为乳腺癌的可能性，所以一些人错误地把女性乳腺增生说成了乳腺癌的"癌前病变"。

许多单位都会组织职工进行一年一次的身体检查，乳腺检查是其中必做的项目之一。经常会听到医生说："你的乳腺有些增生啊。"让很多人闻之色变，非常紧张，生怕和乳腺癌挂上钩。其实大可不必这么紧张，刚才我也说过了，由乳腺增生演变成癌症的概率非常小，只是有很少的个例出现。不过我们也不能因为它恶性化的概率低就放任不管，讳疾忌医，往往在无形中就把小病"养"成了大病，把大病"养"成了顽症。生活中类似的例子不乏少数，我们应引以为戒，正确认识身体出现的各种病痛，及时就医积极治疗是上策。

汉代的《中藏经》和宋代窦汉卿的《疮疡经验全书》中，都把乳腺增生称为"乳癖"。咱们来看这个"癖"字的意思，一是指积块，乳腺增生出现的肿块就属于此类；还有一个意思就是"习性、嗜好"，清代名医高秉钧在《疡科心得集》中这样描述道，"有乳中结核，形如丸卵，不疼痛，不发寒热，皮色不变，其核随喜怒而消长，此名乳癖……"很显然，乳腺增生与人的情志变化也有着非常大的关系。

当然，无论是情绪变化影响，还是其他因素引发，归根结底，乳腺增生还是由于体内的气血失调。大家都知道，乳房上分布着相当复杂的经络，一旦气血不和，使气滞血瘀，经络受阻，乳房就会出现胀满疼痛，阻滞严重者便有肿块形成。所以，只有调畅气血，把被堵的经络打通，活血化瘀，乳房的肿块就会逐渐消失，乳腺增生自然会痊愈。

我首先还是提醒女性朋友们，不管是什么疾病，能做到防患于未然是最好的，虽然乳腺增生对身体的危害性不像其他妇科病那么明显，但相信无论是谁看到自己漂亮的乳房内长了个肿块，心里也不会舒服吧。预防乳腺增生最重要的是从饮食上改变，既然它的起因是气血不和，那就要多吃一些调补气血的食品。

那些已经出现乳腺增生的患者，要多关注两种食物：海带和雪菜。它们都有清热活血、消肿散结的作用，对乳腺增生有一定的辅助治疗效果。我先给大家介绍几种用这两种原料制作的膳食，不妨在家里试着做一下。

【海带生菜汤】把鲜海带洗净切丝，生菜洗净切成粗条。在砂锅内注入清汤，放入海带丝、生菜、食盐、葱、姜末和酱油煮熟，再放入适量味精调匀即可。每日食用一次，可连食数日。

【海带砂锅豆腐】准备好鲜海带100克，豆腐50克，葱、姜末各5克，盐、酱油、味精以及清汤各适量。把海带洗净切丝，豆腐切成小长条，放入砂锅内，倒入清汤，煮沸后加葱、姜末、盐、酱油，煮熟，再用味精调味即可。早晚各食一次。

【雪菜黄豆煲】用雪菜100克，黄豆50克，葱、姜末各5克，盐、米醋、味精、酱油、清汤各适量。把雪菜洗净，切成小段，黄豆用温开水泡发后，一起放入砂锅中，注入清汤，再加入葱、姜末、盐、米醋，开火炖至汤沸菜熟，加酱酒、味精调味即可。每日食用一次。

乳腺增生不仅给人体带来了潜在的危害，更为严重的可能还是对心理所造成的损害。好多人缺乏对这一病症的正确认识，心里过度紧张，忧虑悲观，造成神经衰弱，反而会使病症加重。

其实也不仅是乳腺增生，在许多疾病面前，我们都应该保持正确的心态，各种不良心理刺激的反作用甚至比疾病本身更可怕。所以建议大家一定要让心情活泼开朗，生活有规律，平常多运动。

中医讲究以和为贵，只要注重调整自己的情绪，舒缓压力，保持一份"宠辱不惊，闲看庭前花开花落；去留无意，漫随天外云卷云舒"的从容淡定，再配合一些食疗，让气血达到一种自然平衡，就能实现"和"的最高养生境界。这样，类似乳腺增生这种小疾小患就自然不在话下了。

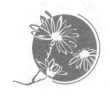

不孕不育多由气血虚

千百年来，中国人一直遵循着"养儿防老，积谷防饥"的传统。子嗣的延续是再自然不过的事情，这也是人的天性。但是由于各方面的因素，有越来越多的人暂时丧失了做父母的能力，也就是通常说的患了不孕不育症。那么，面对不孕不育，你该何去何从呢？

对待疾病的关键在于治本，所以首先要清楚不孕不育到底是怎么造成的，这自然也离不开气血从中"捣乱"。像前面说过的，气血是人体中一切生命活动的物质基础，女性的经孕产乳，都是以血为本，以气为用，气血由脾脏化生，通过胞脉到达胞宫，为胞宫行经、胎孕、产育提供基本的营养物质，完成胞宫的特殊生理功能。如果女性气血虚亏，脾不调，肾阳虚，肝气不畅，血不下行，就可能出现月经量少色淡或经后淋漓日久，面色萎黄无华，少气无力，精神怠倦，头昏心悸，舌淡苔白等气血虚亏症状，这也是妇女不孕不育症的根源所在。所以古代医学典籍中把女子不孕的原因归纳为肾虚、血虚、胞宫冷、肝气郁、脾胃寒等。

当然，怀孕并非女子一方的事，男子也起着极其重要的作用，因此一旦出现不孕不育，男方也应积极寻找原因。中医认为，男性不育主要是由于肾脾肝功能失调。肾藏精，脾调和，肝藏血，如果脾失调，肾虚寒，肝气不畅则生精功能障碍，出现腰酸、阳痿、不射精或少精、无精等。

这样看来，不管是男人还是女人，导致怀不上孩子的罪魁祸首就是"气血两虚"这四个字，那么气血两虚要怎么治呢？说起来也很简单，一补气，二补血。补气和补血的途径主要还是通过饮食。在主食的选择上应以大米、小米、玉米面、黑豆等为主，其中黑豆可以补肝肾、益肾阴，大家一定要注意多加摄取。另外，也可以吃一些狗肉、羊肉、羊肾、猪肾、驴肉、鸽肉、牛奶等滋肝补肾的食品。蔬菜可选择韭菜、芹菜、甘蓝、苦瓜、莴笋、洋葱、木耳等，水果则包括桑葚、草莓、大枣、黑枣、桂圆肉，其他像胡桃仁、栗子、松子、榛子、黑芝麻等，都对调补气血有一定的功效，可以常吃。

在这里，我给女性朋友们推荐几个不错的食疗方。

【当归桃仁粥】当归12克，桃仁9克，炒白术12克，粳米50克。把当归、桃仁、炒白术放入砂锅，加水煮沸后，再煎30分钟，去渣，加入粳米，一同煮粥。适用于血瘀导致的不孕症。

【茉莉花糖茶】茉莉花5克，白糖10克。把茉莉花、白糖放入杯中，用沸水冲泡15～30分钟即可。适用于肝气郁滞导致的不孕症。

【仙人粥】制何首乌10克，红枣5～9枚，人参15克，肉苁蓉10克，粳米（或糯米）100克。先将制何首乌、人参、肉苁蓉加水煎取浓汁，去渣。再把粳米、红枣洗净，放入锅中煮粥，快煮熟时倒入药汁，再煮沸后加适量冰糖，即可食用。适用于肾阳虚亏、精血不足、月经失调而导致的不孕不育。

女性体质属阴，所以切忌贪凉，即使在炎热的夏季，也不要吃过多的冷饮、瓜果等寒凉之物。平时应该多吃一些补气暖身的食物，如核桃、枣、花生等。另外，对于那些爱美的女性，也不要急于求成快速瘦身，采取非正常手段排出体内多余的水分和脂肪，使身体在短时间内丢失了大量的能量物质，外界的寒邪就很容易乘虚而入，造成宫寒，这也是女性不孕的一个主要原因。还应该特别注意保持小腹的温暖，除了穿衣保暖外，上班的女性要注意千万不能趴在办公桌上午休，以避免被寒邪所伤；也不要坐在有寒气的地方，如地面、石面上。

上班的女性长期熬夜或者失眠，也会改变身体原有的生物钟，从而引发机体内的阴阳气血紊乱，导致一系列内分泌功能的失调，进而影响女性的受孕能力。根据调查显示，经常熬夜的女性出现月经失调的概率是作息规律者的两倍，并且出现痛经、情绪波动的情况也很多。

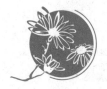

围绝经期（更年期）
补充气血是关键

　　更年期被称为女人的多事之秋，在这个阶段，一些女性出现的生理和心理方面的特殊状况，不仅让家里人觉得不好琢磨，有些女性甚至觉得自己在这个时候简直是"面目可憎，不可理喻"，于是有越来越多的女性在更年期尚未来临就开始惴惴不安。更年期是女性一生的重要转折点，是人体衰老过程中生理变化非常明显的阶段，所以，认识和了解更年期的心理和生理变化特点，更好地养生保健，维持和恢复身体健康，顺利地度过这一时期，对每一个女性来讲都是十分重要的。

　　由于所在科室的关系，我平时接触的更年期女性患者比较多，常常是一句简单的开场白："请问你有什么不舒服"，就会打开病人的话匣子，开始滔滔不绝，先说脑袋不舒服，突然又说到腿的症状，一会儿说月经紊乱，一会儿又说潮热出汗……

　　这可能是更年期女性最明显的表现了，看似絮絮叨叨让人心烦，实际上在她们心里有着比这多得多的说不出来的苦楚。所以家里有"更年期女人"的朋友，一定要记着多去理解她，多给予她关心。作为妻子和母亲，操劳辛苦了半生，这时候即使有一些"无事生非"的举动，让人感觉不舒服，儿女和丈夫也应该没有理由不容忍吧？

　　女人在"七七"49岁、男人在"七八"56岁的时候，一般会进入到习惯上所谓的"更年期"。不管对男人还是女人来说，更年期都是生理机能从成熟到衰退乃至丧失的一个过渡时期，而且可能会持续很长一段时间。女性的生理表现是月经将绝未绝直至绝经，生育能力和性生活能力下降，男性则表现为睾丸功能衰退。我们平常一提起"更年期"，可能大多数人就会联想到中年女性，而很少有人会把它跟男性挂上钩，这是因为一般女性的更年期反应更加明显。由于肾气渐衰，阴阳气血失调，会出现头晕目眩、头痛耳鸣、心悸失眠、烦躁易怒、月经紊乱、烘热汗出等各种症状。

　　对女性来说，月经是有生殖功能的一个表现。同时，它也是气血运行情况的一个重要的反映形式，女性在月经前乳房会发胀，情绪会出现一些波动，这属于正常的体内气机变化，而且每个月都有经血排出的一个过程，等于是把身体里的一些瘀血通过定期的月经排泄出去，所以对女性来说是一个特别好的自我保护的机制。但是月经结束之后，这个自我保护机制就没有了，就会出现一些莫名其妙的情绪变化，头疼或者哭闹，这些都是气机不畅所导致的。同时，这个时候没有定期的经血排出，体内的瘀血得不到排除，就会伴随有像心血管、睡眠一些问题，或者这儿疼那儿疼的症状都出来了，这些都跟瘀血得不到清除有关。所以，要想过好更年期，在月经快要出现紊乱的时候，或是快到更年期这个年龄，就要开始调理自己的气血，把气血调顺了，那么身体就会很平稳地过渡了。

无论男女，顺利度过更年期，都要从以下三个方面注意养生。

精神方面的保养，保持稳定乐观的情绪

因为这时候最容易出现心理上的毛病，如惊恐、忧虑等。合理的心理保健是人体健康的一个重要环节，自古以来就被人们所关注。在很早以前，诸子百家对此就有很精辟的论述。其中《管子》中将善心、定心、全心、大心等作为最理想的心理状态，以这些作为内心修养的标准。如果心里不痛快了，可以和亲朋好友倾诉宣泄，正确认识自己的生理变化，解除不必要的思想负担。另外，最好根据自己的性格爱好选择适当的方式怡情养性，尽量通过自身意志的调节和控制，稳定情绪，树立信心，将更年期缩到最短。

饮食调养，注意护养脾肾，充养肾气

这个时候是肾气大亏的阶段，饮食上要补充像黑豆、大豆、黑木耳、黑芝麻、核桃、枸杞、桑葚等补肾的食物和药物。更年期女性平时可吃一些冰糖炖黑木耳、花生红枣汤等。由于绝经前期肾气衰弱，月经紊乱，周期逐渐延长，经量由多至少，往往出现贫血，可选食鸡蛋、动物内脏、瘦肉、牛奶等食物以及菠菜、油菜等绿叶蔬菜，和香蕉、橙子、苹果、梨、西瓜、柑

橘、枇杷等水果，来防治贫血。忌食辛辣之物像辣椒、胡椒、芥末、大蒜，以及热性之物如狗肉、羊肉、荔枝、杏等。还要少饮酒、少吸烟。

我们通常都说药补不如食补，所以主要还是要在吃上面多留心，女子不可百日无红糖，所以红糖可多吃，还有番茄，都是非常好的更年期调补食物。再给大家推荐一道适用于女性更年期综合征的益智仁粥：取益智仁5克，糯米50克，盐少许。将益智仁研为细末，先用糯米煮粥，然后放入益智仁末，加细盐少许，稍煮片刻，待粥变稠时停火。每日早晚餐温热服用。

🌳 劳逸结合，保证睡眠和休息

多进行一些散步、太极拳、健身气功等运动量不大的体育活动及力所能及的劳动，来调节生活，改善睡眠和休息，避免体重过度增加。适当的运动不仅可以促进血液循环、增加新陈代谢、降低骨质疏松症的发生，还可以消除忧郁的心情，使身心愉悦。另外，要控制好运动量，适宜的运动强度是感觉舒适或稍微有气喘，但呼吸节律不紊乱。每次耐力运动持续15～60分钟，最低有效频度为每周2次。平常也可以试着做一下下面的这些动作。

●端坐，将两臂自然下垂，调匀呼吸，然后双手握拳，吸气时放松，呼气时紧握，可连续做6次。随呼吸而用力，对于调气息及血液循环有一定的好处。而且当用力握拳时，也可以起到按摩掌心劳宫穴的作用，具有养心的功效。

●端坐，将左手按在右腕上，两手同时举过头顶，调匀呼吸。呼气时，双手用力上举，吸气时放松。做10～15次后，左右手交换，将右手按在左腕上，再做一遍。可行气活血。

●端坐，双手十指交叉相握，右腿屈膝，撑在两只手掌中，手脚稍稍用力相争，然后放松，换左腿，交替做10次左右。可以宽胸理气，也有活动四肢筋骨的作用。

每个处于更年期阶段的人，都要了解自己，对于身体的不适，不要采取隐忍的态度，而是要抱着积极的态度应对，争取活出更年期的精彩来。

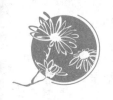

耳聪目明须气血上荣

"耳聪目明"是一个成语，大多用来形容中老年人，听得清楚，看得分明，头脑清晰，眼光敏锐，身体健壮。人老了以后，味觉、嗅觉、视觉、听觉等感觉器官功能便慢慢衰退，尤其是视觉和听觉。视觉和听力不好，会对老年人的晚年生活带来诸多不便，那么日常生活中有没有什么方法可以帮您实现耳聪目明呢？有句老话叫"花不花，四十八"，人到四十岁以后，眼部肌肉就开始衰弱，功能也开始大幅减退，这是人体机能老化的一种现象。绝大多数的人在这个年龄段都会出现"老花"的迹象，首先是感觉看细小字迹时模糊不清，必须要将书本或报纸拿远一点，才能看清楚上面的字迹。

有很多人能接受青光眼、白内障是一种疾病，却很少有人认同老花眼是病。其实，这对中老年人来说是一种严重的病，不治将会后患无穷。

中医认为，老花眼是由于人上了年纪后，气血渐衰，肝肾精气亏损，不能濡养眼目所致。可分为气血两虚、肝肾不足、阴虚阳亢这三种类型。

气血两虚型的老花眼患者常伴有面色萎黄、头晕心悸、神倦乏力等症状；肝肾不足型的老花眼患者在夜间眼花的症状会明显加重，并常伴有头昏目眩、耳鸣心烦、口干舌燥等症状；阴虚阳亢型的老花眼患者则常伴有头痛烦躁、面色潮红或面部有烘热感、头昏目眩等症状，并大多伴有高血脂和高血压等疾病。

中医认为"肝藏血"，"肝开窍于目"，"目得血而能视"，这说明肝血充盈，则视物清明，能分辨五色。肾为先天之本，阴阳之脏，肾的阴阳平衡，精气充沛，才能使髓海充满，目光敏锐。如果肝阴亏损，肾精不足，目失濡养，则眼睛不明而弱视。具有养颜明目功效的最重要的食材之一为枸杞，枸杞性平，有滋养肝肾、填精补髓的作用，常用于肝肾虚亏所引起的头昏与视物模糊等。

现在，先给大家介绍几种防治老花眼的药膳，以供选用。

【明目茶】将枸杞15克，白菊花5朵用开水冲泡，代茶饮，每日1剂，坚持服用3个月。

【枸杞粥】用枸杞50克，粳米200克，冰糖少许。先将粳米加适量清水煮至六成熟时，放入枸杞、冰糖，搅拌均匀后继续煮至粥熟。每天早晚食用。

老花眼患者在平时应以清淡有营养的饮食为主，可多食用一些牛肉、瘦猪肉、蛋类、鱼类、坚果类、豆制品等高蛋白食物，以及红枣、苹果、番茄、黄瓜、白菜、菠菜、芹菜等新鲜的水果和蔬菜。

耳朵作为一种听觉器官，能够分辨自然界的各种声音，并有维持身体平衡的作用。中医认为肾开窍于耳，所以耳朵的听觉功能与肾气盛衰有着非常密切的关系，肾气充足，髓海得养，则耳朵的听觉功能正常。如果人的肾气虚衰，髓海空虚，则听力减退，或有耳鸣、耳聋等。因此可以适当多进食一些补肾的食物，如核桃粥、芝麻粥、花生粥等。

这里给大家介绍一种简单易做的辅助食疗老年耳聋的方法：

取黑芝麻30克，鲜牛奶200毫升，白糖10克。先将黑芝麻洗净晒干，入锅用小火炒熟出香味，趁热研成细末；再将鲜牛奶倒入锅中，加入黑芝麻细末、白糖，用小火煨煮，临近沸腾时停火，倒入杯中即可。可在吃早餐时一起服食，一次吃完。这个食疗方对肝肾阴虚所导致的老年耳聋症尤为适宜。

为了防止耳朵的听觉减退，平时还要注意调节情志，保持心情舒畅，饮食以清淡为主，加强体育锻炼，或者经常按摩耳朵。比如，按摩耳垂前后的翳风穴（在耳垂后方，当乳突与下颌角之间的凹陷处）和听会穴（在面部，当耳屏间切迹的前方，下颌骨髁突的后缘，张口有凹陷处），可以增加内耳的血液循环，有保护听力的作用。在每天早晚各按摩1次，每次5～10分钟，长期坚持即可见效。

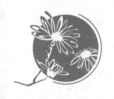

失眠健忘者重在调气血

　　失眠健忘已成为常见的病症之一，中国有近3亿人受到失眠的困扰，其中很大一部分是50岁以上的中老年人，失眠健忘虽然不像糖尿病、高血压等疾病会危及生命，但也给人们的生活带来了严重的不良影响。因此，关注、认识和改善失眠健忘症已不容忽视。

　　说起来，我虽然是一名医生，但到了这个年龄，有时候也会出现失眠健忘的情形，多少也领受过其中的苦恼，像偶尔丢三落四，找东西找不到，以致耽误事情；还有去超市买东西，到了超市却忘记了自己要买的是什么，等等。失眠和健忘都是由于劳伤心脾、气血不足所引起的。失眠在《黄帝内经》中称为"目不瞑""不得卧"，后世的医家延伸为凡脾胃不和，痰湿、食滞内扰，以致寐寝不安者都属于失眠。《难经》最早提出"不寐"这一病名，其中的《四十六难》中认为老人不寐的病机为"血气衰，肌肉不滑，荣卫之道涩，故昼日不能精，夜不得寐也"。也就是说，中老年人的失眠症状是气血渐衰引发的症状，常表现为入睡困难、早醒、睡眠中易醒、醒后再难入睡、睡眠质量低、睡眠时间明显减少等。

　　在短暂性失眠或失眠症早期，一般没有健忘症状出现，如果长期失眠，或失眠症状严重，使脑功能活动受到影响，便可出现健忘的情形。健忘是指记忆力减退，容易把前边的事情忘掉，因此又称为"善忘""好忘""多忘"。中医认为健忘多由心肾不足，气血不畅，使脑髓失去荣养所致，主要表现为近期或远期记忆力减退、容易忘事、注意力不集中，重者可能连自己的家门都找不到。健忘患者经常会伴有程度不同的失眠，如果能够改善睡眠，则其健忘症也会相应地得到改善。失眠和健忘虽然是不同的两种病证，但两者之间可以相互影响，关系颇为密切。可以这样来描述两者的关系：失眠可导致或加重健忘，健忘也会间接地加重失眠。

　　如果出现失眠健忘，有时候并不是信奉只有吃药才能管用，由于治疗失眠的药物大多有副作用，所以能找到药物替代品的话，就最好不要吃药。像葡萄、香蕉、苹果对改善失眠就有很好的作用，另外，大枣具有补脾安神的作用，晚饭后用大枣加水煎汁服用或与百合煮粥食用，能够加快入睡时间。桂圆肉能补心脾、益气血、安神，可以加上白糖蒸熟，用开水冲服。

还可以用栗子10枚，桂圆肉15克，粳米50克，将栗子去壳切碎，与桂圆肉、粳米同煮，熟烂后加入白糖，每次一剂，早晚温热食用。或者用莲子30克，百合15克，冰糖适量，将莲子、百合同煮成汤，加冰糖调味，临睡前服用，每日2次。在这里特别介绍一种我以前从书里看到，并且自己也练习过的一种甩手功，每天练5分钟，就会感到神清气爽，对失眠健忘症状有非常明显的改善作用。

【具体方法】蹲马步，脚趾轻轻抓地，微微提臀，舌抵上腭，缓缓上抬手臂到与肩平行，再自然地甩落到身后。每次5~10分钟，每日2~3次。

还有，在每晚睡觉前，可用一只手的手心贴在腹部，以肚脐为中心，顺时针和逆时针各按摩相同的圈数，直至手掌心感到发热，然后再换另外一只手按摩。在按摩的同时配合深呼吸。这种按摩方法也可以促进入眠，提高睡眠质量。

保养气血的重点是调整心态，人的心态平和了，气血就会通畅，所以在出现失眠时也不必过分担心，越是紧张不安，越可能适得其反。由于担心所导致的过分焦虑，对睡眠本身及身体健康的危害更大。所谓先睡心，再睡眠，要学会自我调节，试着分散注意力，听听轻松的音乐，或者睡前到户外散步一会，放松一下精神，上床前用热水泡泡脚，这些对顺利入眠都有很大的帮助。此外，失眠健忘的老年人还要多锻炼身体以预防脑供血不足，每天要坚持有氧运动，如慢跑或快步走等。在早晨醒来时不要急于起床，先在床上仰卧，活动一下四肢和头颈部，以适应起床时的体位变化，避免引起头晕。然后慢慢坐起，稍微活动几次上肢，再下床活动。清代的养生家曹慈山在《睡诀》中指出："左侧卧屈左足，屈左臂，以手上承头，伸右足，以右手置于右股间。右侧卧位反是。"可见，选择一个适宜的睡眠姿势，对于顺利入眠也比较重要。像曹慈山先生提倡的这种侧卧方式，就有利于全身放松，睡得更加安稳。

增进气血，缓解便秘

晋朝的医学家葛洪说过："若要长生，肠中常清。"正常地排出肠内粪便，可以清除体内毒素，保持消化吸收功能正常，从而使脏腑器官及时得到营养补充，既对保持日常生活中的良好情绪和提高工作效率有莫大好处，也有利于健康长寿。但是，一旦这一条"交通线路"出现堵塞，那些人体不需要的物质排不出去，后果便可想而知了。

出现"堵塞"的原因，往往是由于脾胃功能不足，气血生化无源，使得大肠传导无力，从而不能自然排泄出体内的"垃圾"。因此，患有便秘的人在饮食方面应适当增加山药、玉米、粳米、糯米、红枣、蜂蜜、黑芝麻、松子、红薯等具有益气养血、润肠通便作用的食物的摄入量，适当减少梨、黄瓜、冬瓜、西瓜等寒凉性果蔬的摄入，这些凉性水果的摄入无异于"雪上加霜"，不仅会增加老年人便秘的症状，还会诱发或加重畏寒、腹中冷痛等阳虚症状。便秘患者除了要把好口关外，还要养成良好的生活习惯，多喝水、定时如厕等。

以前有不少人用番泻叶泡水喝，据说还有一些效果。但是长期服用番泻叶可致依赖性，容易形成习惯性便秘，所以我还是建议大家尽量少用，尤其是年龄偏大的老年人更应慎用。

在中医的辨证论治理论中，便秘也分为不同的证型，且改善方法也需做相关调整。

气虚型便秘

此类便秘患者可取人参5~10克，黑芝麻15克，白糖适量。然后将黑芝麻捣烂，人参用水煎，去渣留汁，加入黑芝麻及适量白糖，煮沸即可食用，可作早晚餐或点心食用。或者用红薯150克，白米和蜂蜜各适量，将红薯洗净去皮、切成小块，与白米加水一同煮成粥，粥熟后加入适量的蜂蜜食用。每日早晚各吃1次。

🌱 血虚型便秘

可用炒松籽60克，蜂蜜40克，加入糯米粥内服用。或者用桑葚500克，生地黄200克，蜂蜜适量，将桑葚、生地黄加水煎煮，每30分钟取煎汁1次，加水再煎，共取煎液2次；合并煎汁，再用小火熬煮至比较黏稠时，加蜂蜜1倍的量，煮沸停火，冷却后装瓶。每日食用2次，每次1汤匙，以沸水冲化。

🌱 阴虚型便秘

可用白木耳6克，冰糖适量，大枣10枚。白木耳浸泡洗净后放入碗中，加冰糖、大枣隔水蒸1小时，早晨空腹食用，每天一次。或者用蜂蜜60毫升，香油30毫升，将香油兑入蜂蜜中，加沸水冲调饮用。

🌱 阳虚型便秘

可将核桃仁、黑芝麻捣成糊状，临睡前用开水冲服。或用松子仁20克，核桃仁40克，柏子仁20克，将这三仁捣烂，用蜂蜜拌匀食用。

便秘是个顽症，想要根治还得从调养肠胃之本开始，按摩在这方面有极好的功效。

【具体做法】平卧，双目微闭，舌抵上腭，平静腹式呼吸3分钟，每分钟6次。同时，将双手重叠，从右下腹开始绕脐以顺时针方向做环形按摩，用力要均匀，绕脐一周10秒钟。每次按摩5分钟后，再平静腹式呼吸3分钟，每日2~3次。

用这种按摩方法可以调节脏腑功能，改善气血不通，促进肠道蠕动，增加肠胃功能，疏通便秘。一般按摩10天后，便秘症状便会有所减轻。不过仍然要坚持每日按摩最少一次，这时你就会发现自己的肠胃功能大大增强，便秘症状得到了显著改善，精神也由此充足。

患有便秘的老年人平时还应多活动，避免久坐久卧，促进气血流通，上床睡觉前做下蹲10次的动作，可有效地缓解便秘。排便时要注意力集中，不听音乐或看报纸。并且要多喝水，尤其是在每天早晨喝一杯温开水，每晚临睡觉前喝一杯蜂蜜水。早饭一定得吃，吃完后站立15分钟，以加速胃肠蠕动。必须养成每天早晨排便的习惯，即使没有便意，也要定时去洗手间，久而久之就会有意外的收获。

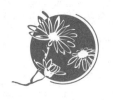

气血不畅易抑郁

现在，在身边的同事或朋友口中，我经常能听到"郁闷"这个词，做事稍有不顺，或者别人惹自己不高兴了，这两个字马上便脱口而出，它俨然已经成了好多人的口头禅。当然，这个"郁闷"并不见得就是这里要介绍的抑郁症，可能仅仅是一时心情不好的一种情绪表达。不过，正如中医古籍中所说："气血冲和，百病不生；一有怫郁，诸病生焉。故人身诸病，多生于郁。""郁闷"和"抑郁"两个词里面都包含有一个"郁"字，不论这个"郁"的程度轻重，其实都是体内气机不顺畅的一种表现。而积郁多了，就会成疾。

我们言归正传，来了解一下真正的抑郁症。抑郁症的发生主要与肝、脾、心三脏有关，它的主要病因为肝失疏泄、脾失健运、心失所养。虽然肝、脾、心三脏都与抑郁相关，却各有侧重。肝失疏泄、肝气郁结多表现为情绪异常、月经失调及焦虑或情志失常等；脾的运化功能不足，则表现为饮食异常，食欲减退或暴增、体重锐减、易疲乏等；心失所养，则多表现为眩晕、心悸、失眠等虚证。

抑郁症一般潜伏较深，刚开始的时候不仅别人觉察不出来，可能连自己都没有任何感觉，可是如果不及时调养，日久不愈，往往会损及脾、肾，造成阳气不振、精神衰退。上面所说的这些症状就仿佛"一下子"涌现了出来，心里被负面的情绪所占据，感觉对一切事物都失去了兴趣，幸福、欢乐、开心、微笑等积极的事物都跟自己无缘，只会默默地注视着事情的发生、结束，以致心神不宁，目光呆滞，说话迟钝，精神恍惚，甚至自残、自杀的也屡见不鲜。

俗话说，气由心生。心定则气顺，气顺则气血调和，气血调和则百病不生；心乱则气乱，气乱则气血失衡，气血失衡则百病生。"郁病虽多，皆因气不调，法当顺气为先。"可见养心调气对身心健康的重要性。那么，抑郁的治疗，也需要从养心和调气入手。

养心调气有两种方式，一个是自我修炼，另一个就是求医问药。针灸和中药能较快地发挥作用，改善身体出现的一些明显不适症状。但是，要想使心内的"郁结"得到彻底治愈，并且长久地保持健康，就必须依靠"自我"的力量。无论在什么情况下，我们都应该有勇气直面人生。

抑郁是什么？它只是身体对于压力的一种自然而生的应激反应，所以我们完全有能力自我修复，并将它消除掉。坏情绪就像路上的小石子，你越生气地想踢开它，它就会堆积得越多，最终堵住你前进的路，所以对于不好的情绪宜疏不宜堵。

在压力面前，一时的郁闷不平终究解决不了问题，应该对自己抱有信心，对面前的压力有全面的认识，可以问问自己："这会是真的吗？""如果从另外一种角度该怎样看，结果又会怎样呢？"这时你会发现，许多压力其实并没有想象中那么可怕，你需要的只是坦然面对，这样才能更快更好地找到"卸下包袱"的办法，一步步走出消极的阴霾。

自我修炼也可以借助一些外在的手段，比如静坐、站桩、太极或瑜伽等内修方法，通过精神意念的导引，使人保持心静体松的状态，由此使气血调和舒畅，有利于身心疾病的康复。

驱除抑郁有很多渠道，饮食是改善与影响个人情绪最有力的方式之一，所以合理的饮食对促进身心健康也是一个非常重要的环节。像日常食品中有助于舒缓抑郁的鱼类、香蕉、葡萄柚、菠菜、樱桃、南瓜、干果、鸡肉、海鲜、全谷类等，都可以多吃一些。还可选择一些能够有效缓解和消除抑郁的膳食。比如：

【百合糯米粥】用鲜百合30克（或干百合10克），糯米50克，冰糖适量。将百合剥成瓣，洗净，糯米如常法煮粥，米将熟时加入百合煮粥，再加入冰糖调味。每日2次，早晚温热服食。

【桑葚百合饮】用鲜桑葚100克，鲜百合50克，将其洗净，用水煎服，每日饮用1次。

【养心安神粥】用莲子、桂圆肉、百合各20克，大米150克。将其洗净后，加适量水一起煮粥。每晚食用1次。

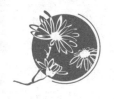

气血调和防"三高"

何为高血压

中医认为，气血不足会导致高血压。在中老年高血压患者中有一大部分是气血亏虚型高血压，常表现为眩晕、心悸、少眠、气短懒言、疲乏无力、饮食减少、面色萎黄、唇甲无华，舌质色淡，脉象细弱等。其中最明显的就是不耐劳累，稍有劳累则上述症状就会加重，休息一段时间后则减轻。严重者甚至由于劳累会突然昏倒，并伴有半身不遂、说话困难等。

高血压虽然非常普遍，但人们对它的重视程度还远远不够。高血压的前期症状不明显也许是造成这一现象的主要原因。但是，高血压可导致血管损伤及动脉硬化，如果任其发展下去，最终将会危及生命。高血压症在体内的病情逐步恶化，却并不会表现出很明显的症状，这是高血压症被称为"秘密杀手"的原因，也是其危害之所在。

高血压患者在注意补气的同时要兼顾补血，可多吃阿胶、大枣、山药、地黄、百合、莲子、酸枣仁、黑芝麻、枸杞等具有培元固本、补气养血功效的食物。尤其需要养成良好的生活习惯，饮食应以清淡为宜，少吃甜食，特别应限制盐的摄入量。夏天人体出汗多，血液容易浓缩，在睡眠或处于安静时，血流缓慢，容易形成血栓。所以高血压患者在夏季要多喝水，特别是出汗多的情况下更应及时补充水分。无糖尿病的患者可加大新鲜水果的摄入量，有糖尿病的患者应以清茶或凉白开水为主。

何为糖尿病

糖尿病在中医里属于"消渴"的范畴，是以气阴两虚为本，燥热为标，其变证为气滞血瘀。气阴两虚主要是指脾肾两虚，脾为气血生化之源，具有益气、生血、统血、摄血的功效，脾气亏虚，血行无力可致血瘀；肾阴虚则阴血不足，脉道枯涩可致血瘀；燥热炽盛，津血损耗也可导致血瘀。瘀血既是糖尿病的病理产物，又是并发症的重要致病因素。

虽然糖尿病患者以及那些被称为"糖尿病预备役"的高血糖人群数量正在逐年增加，但由于这些预备人群基本没有自觉症状，因此即使查出异常，许多人也经常置之不理。然而，糖尿病是一种有可能引发各种重大并发症的危险疾病，为了防止病情恶化，必须对自己的生活习惯进行认真反省，通过饮食和运动来调整过高的血糖值，是那些准糖尿病患者的当务之急。经常进行体育健身活动，有助于糖尿病患者的康复，并能减少各种并发症或其他疾病引起死亡的危险。例如，散步、骑车、健身操、跑步、游泳、太极拳等，都有很好的降糖效果。

站桩作为太极拳中的基本功，具有较好的降低血糖作用，并可防止各种并发症的发生。

【简单的站桩方法】两脚站立与肩同宽，两膝微屈，双臂平举，手高于肩，肩高于肘，双掌指尖相对置于腹前呈抱球状，轻闭双目，自然呼吸。

在站桩的过程中要保持呼吸均匀调顺，精神与形体和谐一致。对糖尿病患者而言，站桩练习应该循序渐进，每次以10～20分钟为宜，根据各人体质和病情逐渐延长时间。

何为高血脂

高血脂和许多疾病的发生发展有着密切的关系。脂肪的吸收、代谢、排泻不是单靠一个器官，而是涉及到肝、胆、小肠、肾等多个器官。一般认为，饮食，情志等失衡因素，引起机体脏腑之间功能紊乱，使津液的运行、输布和排泄发生障碍，便会导致膏脂淤积。

常洗温水澡对高血脂患者有很大的好处，水温一般保持在38～40℃，可以促进血液循环，使身体得到放松。当然，适当的运动也是必不可少的。最安全、最有效的运动包括步行、游泳、慢跑等，最好每周坚持锻炼3次或以上。对于到了中老年时期才开始运动的人来说，不宜做持续全速快跑的激烈运动或者需要憋足气用力的运动。这些运动会给血管和心脏带来负担，还会使血压升高。由于繁忙而没有时间步行的人，或者由于天气原因而无法外出时，可以在家里做原地踏步走，大摆臂，高抬腿等。如果空间足够大，还可以绕圈走，坚持20～30分钟，对中老年人来说这也是很好的一种调养气血的运动。

"三高"是一种常见病和多发病，然而并不是十分可怕的疾病，只要认真坚持自我调控，经常控制好情绪，调节好饮食，危害性也不会太大。下面的一些膳食方如果使用得当，也可起到很好的效果。

三高的食疗法

◎辅助降血压膳食方

①用菊花、生山楂片、石决明各10克，将菊花冲洗干净，山楂片洗净，石决明打碎，一同放入锅中，加适量的水煎煮后代替茶饮。

②用海带丝1小碗，炒决明子15克，一起加水煎煮，吃海带喝汤，每日1次。

③白梅花5克，白菊花6克，粳米50～100克。先把粳米加水煮成粥，将白梅花、白菊花洗净，待粥将熟时加入后稍煮即可。

◎辅助降血糖膳食方

①用新鲜白萝卜约250克，粳米100克。将白萝卜洗净切碎，同粳米一起煮粥；或者将白萝卜捣汁和粳米一同煮粥。早晚温热食用。

②用生黄芪30克，山药60克（研粉）。先将生黄芪煮至300毫升汁，加入山药粉搅拌即成。每日服1～2次。

◎辅助降血脂膳食方

①用枸杞子10克，炒决明子15克，山楂15克，丹参20克，小火水煎，取汁储藏于保温瓶中，代替茶饮。

②用丹参300克，三七100克，山楂200克，均研成细粉，每天清晨取一汤匙，用纯蜂蜜调匀后服用。

③用新鲜荷叶1张，粳米100克，冰糖适量，将荷叶洗净煎汤，再用荷叶汤同粳米、冰糖煮粥。早晚温热食用。

改善"三高"，调节情志很重要

远离"三高"，除了注意饮食和生活以外，保持一个良好的心理情绪也是非常重要的。病不只是从口入，那只是病因的一小部分，风、火、燥、湿、寒、暑等外因可以致病，喜、怒、忧、思、悲、恐、惊等内因也是"三高"的病因之一。

养生一点通

防治高血压按摩法

预备：坐在椅子或沙发上，姿势端正，正视前方，两臂自然下垂，双手手掌放于大腿上。膝关节呈90°角，两脚分开与肩同宽，全身肌肉放松，呼吸均匀。

1.用两手食指顺时针旋转按揉同侧太阳穴，一周为一拍，约做30拍。

2.用左或右手掌紧贴百会穴旋转，一周为一拍，约做30拍。

3.用双手拇指的螺纹面按揉双侧风池穴，顺时针旋转，一周为一拍，约做30拍。

4.将双手十指自然分开，用小鱼际从前额向耳后分别按摩，从前至后弧线行走一次为一拍，约做30拍。

5.先用左手大鱼际擦揉右颈部胸锁乳突肌，再换右手擦揉左颈，一次为一拍，约做30拍。

6.先用右手再换左手先后按揉肘关节处曲池穴，旋转一周为一拍，约做30拍。

7.先用右手大拇指按揉左手内关穴，然后用左手按揉右手内关穴，以顺时针方向按揉一周为一拍，约做30拍。

8.分别用左右手的拇指按揉左右小腿的足三里穴，旋转一周为一拍，约做30拍。

9.两手放松下垂，然后握空拳，屈肘抬起，提肩向后扩胸，最后放松还原。

这套按摩一遍大约需10分钟，按摩穴位要准确，以局部酸胀、皮肤微红为度。每天坚持做2~3遍，可达到降压、安神等功效。

第四章

未病先防，养气补血是终身大事

补养气血听起来是一件容易的事儿，事实上这需要具备多个条件，其中最主要的因素有三：首先，要具备一颗持之以恒的心，补养气血并非三五天就能见效的，而是需要长期坚持，且每个年龄段都需要有针对性的补养，说白了补养气血是需要终身为之奋斗的。

其次，要养成良好的生活习惯。再者，则是要管住自己的嘴，多吃有益于气血生长的食物。

从头到脚辨气血

观头发——发有千千结，气血不足的征兆

在日常生活中，我们经常会听到许多人发出这样的疑问："呀！我怎么大把大把地掉头发？""哎，为什么无论用多么高级的洗发水、护发素，头发依然毛毛躁躁、形如稻草？"

你是否觉得头发问题离自己很近很近，似乎以上的种种状况都能与自己对号入座？别惊慌，这是一个非常明显的预警，提示你该补养气血了。

中医认为，气血与头发之间有着非常重要的联系，可以这样说，头发是气血盛衰的晴雨表，那么怎样才能弄清头发与气血之间的关系呢？

中医典籍中有这样的记载："肾之华在于发"，意思是说，肾的精气是否充盈，肾阴肾阳是否充盛，完全可以从头发的外在表现上看出来。顾名思义，头发乌黑浓密、光亮润泽即是肾脏精气充足的表现，反之则提醒人们肾脏的精气亏虚了，要给予高度重视了。中医又有"发为血之余"的说法，意思是说从头发的状态上可以看出人体的气血充盈状况。

中医同时还强调"见外而知内"，也就是说我们可以根据人体的外在表现来推断五脏六腑的健康状态。今天，我们单从头发上来讲，看看头发的外在表象，能反应哪几个脏腑问题。

"肝藏血"，当肝脏内的血液充足时，头发就能得到养分的有效滋养，表现为乌黑浓密、光滑柔顺；"脾主运化"意思就是说脾脏的主要任务是负责把营养成分运输到全身，包括毛发；肾中精气是人体的根本，这一点我在前面已经说过，这里就不再介绍了。

观眉毛——眉毛乌黑浓密，气血充足的最佳表现

眉毛不仅可以彰显一个人的个性、魅力，还可作为身体健康状态的标

志。在中医典籍《黄帝内经》中，曾对眉毛有过这样的描述："美眉者，足太阳之脉血气多；恶眉者，血气少也。"意思是说，眉毛长粗、浓密、润泽的人，气血旺盛，反之眉毛稀短、细淡、枯脱者，则是气血不足的直接表现。

在临床上，我曾经接诊过许多与眉毛相关的患者，其中不乏因白斑病（白癜风）导致的眉毛脱落者。实际上，眉毛脱落、出现白斑，这是典型的气血不足的早期征兆。白斑病的病变部位虽然在表皮，但其根源却是正气不足引起的，由于气阴不足，肝肾亏虚，再加上肌肤受到外在风邪的侵袭，就造成了脉络阻滞，使肌肤失去营养的滋养而发病。属于这种情况的患者，在临床上要注意滋阴益气、调节内分泌、增强机体的抗病能力，以达到迅速提高体内络氨酸酶的活性，促使黑色素细胞平衡，从而改变微循环，令黑色素再生，并对已经受损的黑色素基因进行修复，从而促进皮肤的色素均衡分泌，提高皮肤对光线的敏感度，彻底解决复发因素。

此外，我提醒广大读者，平日里不要只留意脸上有几颗痘痘、黑鼻头有没有彻底扫清、杂眉长出来没有等，随时观察一下你的眉毛生长状况，这是未病先防的最好方式。

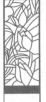

养生一点通

拔眉损健康，美容需谨慎

我经常见到许多女性朋友，为了美丽将原本自然的眉毛拔成细眉弯弯，更有甚者为了追求时尚彻底将眉毛拔光，然后再煞费苦心地去文眉。殊不知，形象是有了但健康却受损了。

眉毛对人体来说并非只是装饰品，人体上的各个器官都有其固有的功能，不可随意破坏。从事医疗工作这么多年，我经常看到许多女孩子，因拔眉拔出疾病来，例如，有个女孩子患上了角膜炎和结膜炎，当问起其生活习惯时，她坦然承认有拔眉毛的习惯，结果致使眼睛没有眉毛的保护，雨水直接流入眼睛，久而久之引发了疾病。还有一些女孩子因拔眉毛，拔出了毛囊炎、皮炎等。

提到未病先防，不乏多唠叨两句，为读者列了一份观眉毛知健康的健康表，希望能对大家有所帮助。

观眉知健康

眉毛状态	预示问题
眉毛脱落	眉毛稀疏且脱落者，大多是气血不足引起的，此类人多表现为体弱多病，容易出现手脚冰凉、肾气虚弱等症状。甲状腺功能减退症及脑垂体前叶功能减退症患者，眉毛脱落较为明显，尤其是眉毛外侧1/3处
眉毛下垂	多为单侧面神经麻痹引起的，患侧因神经病变使眉毛不能与正常一侧等高，有的人属于单侧下眼睑下垂使得眉毛不能等高
眉毛干枯	如果是女性眉毛稍干枯，可能是月经失调导致的；儿童眉毛干枯，是营养不良的典型症状
眉毛过密	眉毛浓密原本是健康的表现，但物极必反，一旦眉毛出现过于浓密的现象，就要警惕肾上腺皮质功能亢进的问题了
眉毛倾倒	这是重病的典型征兆，需特别留意胆腑发生病变
眉毛竖冲	该种情况是病情危急的表现，有此情况者需要提防患急性病
眉毛过长	古人讲这种眉称为"长寿眉"，但据临床观察，中年人若出现"寿眉"则患肿瘤、免疫性疾病的概率较高，有些疾病或许已处于潜伏期，需倍加留意。"寿眉"出现得越早，说明衰老的步伐越快
眉毛粗短	眉毛粗短者大多性情急躁易怒，须提防患上急性病

🌸 观面色——面色红润有光泽，提示气血充足

人的气血盛衰，通过面色即可显现出来。可以这么说，面色是人体健康的指示灯，人体的健康状态可以在面色上一览无余。中医典籍《黄帝内经》中形容健康的面色称之为"白绢裹朱砂"，意思是说：白里透红的面色才是健康的表现。除此之外，唐代著名诗人崔护的一首《题都城南庄》"去年今日此门中，人面桃花相映红。人面不知何处去，桃花依旧笑春风。"以"人面桃花相映红"来体现女子的容颜之美，后来人们用"白里透红、面如桃花"为标尺来衡量一个女人是否漂亮。为此，许多女人将这一标准当成了奋斗目标，不惜花费重金购买价格不菲的化妆品，频繁出入高级美容院，但这一切似乎都是缓兵之计，无法达到治本的效果。在这里，我提醒读者朋友们，补养气血才是解决问题的上上策，更是治本的关键所在。

那么，如何通过"面子"问题辨别气血状态？

◎脸色发黄

中医认为，脸色发黄是体内湿热的表现，若伴有脸色晦暗则为寒湿的表现。面色萎黄，多表现为脾虚，营血不足；面色发黄并伴有水肿，为脾虚有湿的表征。

◎脸色苍白

从中医角度讲，面色苍白大多为虚证、寒证或失血的表现。贫血患者大多会因为血色素不足而使面色呈现白兼萎黄色；呼吸系统出问题时脸上同样会发白；久病体虚、大出血、慢性肾炎患者也会出现脸色苍白的现象。

◎脸色潮红

这种情况大多为热证的表象。血得热则行，脉络充盈，血液流通的速度加快，使皮肤呈现出红色；结核病患者由于低热会出现颧骨处微红；高血压患者常常会满面红光。

◎脸色发青

气血不通是脉络受阻造成的。通常情况下，先天性心脏病、心力衰竭、肝病会导致血液内废物堆积，从而使面色发青。

◎脸色发黑

重病患者常有此表现，如肾病

或血瘀证等。多由长期服用某类药物，如砷剂、抗癌药等，都会造成不同程度的面色发黑。

气血不调不仅会引起脸色不佳，还会造成各种皮肤问题。那么，气血与"面子"之间到底有什么必然联系呢？对此问题，我大致总结了以下几点：

●肝藏血，如果劳累过度、忧心伤神就会造成肝气郁结，使肝藏血不足、气血运行不畅，这样一来，肌肤就得不到营养滋润，斑点就会趁虚而生。

●脾脏通过消化食物来生成气血，如果暴饮暴食或胡乱进食就会造成脾脏功能失调，使气血生成受阻，营养无法送达至面部，从而出现脸色不佳的问题。

●气血靠肾脏来凝聚，如果由于各种原因，譬如压力过大、月经失调等导致肾虚，就会出现肾阳不足，无法形成一股力量流遍全身，只好四处弥散，血气淤积在面部，形成黄褐斑。

倘若爱美的你想要有副好脸色，我给大家支个招：如果你的面色不佳不是病理原因造成的，不妨通过食补收获一副好脸色。脸色发白的人，不妨吃些有补铁补血作用的食物，如鱼、鸡肉、黑豆、红枣、枸杞、桂圆等；脸色潮红者，不可食用辛辣、刺激性强的食物；脸色发黑的肾病患者，可吃些补肾作用较佳的食物，如黑芝麻、核桃、木耳等。

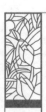

养生一点通

吃出可人桃花脸

在这里我给大家推荐一道私房菜，对于爱美的女性朋友来说，可是个难得的机会，不要怕麻烦，亲自动手一试，坚持食用，定会还你一副"桃花脸"。

◇莲子桂圆粥

材料：糯米100克，桂圆5～10颗，莲子、冰糖各适量。

烹调方法：将糯米洗净放入锅中，加入适量清水，再加入去心的莲子。大火烧开后，加入去壳桂圆，熬至粥黏稠即可用冰糖调味。

功效：莲子补脾益肾；糯米补中益气，二者合而为一，营养颇佳，久吃脸色会有较大的改善。

观耳朵——耳朵是判断气血充盈状况的标尺

在中医学里，耳朵是健康的一把标尺，通过耳朵的形态、色泽等可以判断一个人的气血充盈状况。耳朵呈淡淡的粉红色，且光泽、无斑点或皱纹，说明此人气血充足；耳朵黯淡无光，代表此人气血不足；倘若耳朵枯燥、萎缩、斑点丛生，说明此人的肾脏功能开始衰弱，需要提高注意了。此外，很多耳部疾病也是由气血不足引起的。例如耳鸣，就是一个典型的例子。

在临床上，出现过不少耳鸣患者，自觉大脑后部有轰鸣声，耳朵里似乎有流水声和蝉鸣声等多种混合声音，听力慢慢衰退。经过综合检查诊断，有相当一部分人是因为耳部血液循环障碍造成的。通过加快耳部的血液循环来改善病情会收到良好效果。

中医常讲"肾开窍于耳"，因此，很多人的耳鸣是由肾虚引起的。临床经验表明，许多人服用某些抗生素以后，肾脏功能会受到一定的损害，耳朵的功能也会受到影响，这就为中医的这一理论提供了有力证据。明代中医典籍《景岳全书》中有这样的记载："肾气充足，则耳聪目明，若劳伤血气，精托肾惫，必致聋。故人于中年之后，每多耳鸣，如风雨，如蝉鸣，如潮声者，是皆阴衰肾亏而然。"

在人的耳朵上，可以找到人体各个部位的反射区，对这些反射区加以按摩可以舒经通络、运行气血、调理脏腑功能，对预防及缓解头痛、神经衰弱等有非常好的作用。

◎提拉耳廓

用双手手指同时捏住同侧耳朵的耳廓部位，同时向上提拉，各拉30次。

◎按摩耳廓

双手握空拳，以拇指和食指沿耳廓上下来回按摩，直到耳廓充血发热为止。

◎按摩耳根

将食指放在耳朵前面，拇指置于耳朵背面，沿耳根从下往上来回推摩，每次50下。

◎拉耳垂

用双手的拇指和食指捏住耳垂向下拉，手法由轻到重，每次20下。下拉的程度不宜过大，以个人承受为限。

并非所有的耳鸣都是肾虚引起的

上面我们讲到，耳鸣是由肾虚引起的，这里给大家做个知识补充，并非所有的耳鸣都是由肾虚引起的。耳朵与人体的经络脏腑关系密切，经络气血失调、五脏气血亏虚也会造成耳鸣；人体受到风热侵袭、肝火过旺、痰火郁结、气滞血瘀、气血亏虚等，都会不同程度地引起耳鸣。所以，平日里出现耳鸣症状时，千万不要乱治疗，务必要到医院，听从医生的建议，采用科学的办法改善耳鸣症状。

✿ 观体形——胖瘦不均、体形走样是气血不足的先兆

经常看到健身房里许多肥胖者正挥汗如雨，与身上那些多余的赘肉斗争，还有些人因为自己是上身重下身轻的伞形身材黯然神伤，偶尔也会遇到下身重上身轻的梨形身材者大吐苦水，还有人坚持不懈地为自己那副腰部肥胖的苹果型身材花费大把的金钱……这究竟是什么原因导致体形走样、美观及健康受损的呢？究其根本原因，是气血失调的综合表现。

当人体的气血运行受阻，会导致血液内糖分和脂肪代谢不畅，使脂肪在体内各处囤积，肥胖的表征便显现出来了。对于气血问题导致的肥胖问题，在中医诊治过程中，主在疏通经络，加快气血运行，增加体内的脂肪代谢速度，来达到减肥的目的。临床结果显示，这一做法非常有效。

肥胖与气血失调有关，那么体型过瘦是否也是气血失调造成的呢？从中医角度讲，五脏、经络、气血等决定着人的体形状态，其中肝、脾胃、肾脏对体形的影响最大。如果自身气血不足，就会出现头晕、失眠、面色苍白等症状，同时还会伴有发育不良的问题。当然，如果肾虚不足、脾胃不和、肝气郁结同样会影响人体对营养物质的吸收，出现身材干瘪的现象就在情理之中了。如果不及时调理气血，很难拥有窈窕身材。

除了肥胖、太瘦这两大问题，

几乎所有的体形问题都可以归结为气血不足，如文章开头的那些问题，在这里都可找到原因。下面我就为有改变体形诉求的朋友们支个招，希望对你们能有帮助。

在改善气血问题上，体质不同者，采取的方法也不一样，具体如下：

◎气血不足型

此类人群多由先天性体质虚弱或后天营养不足而导致腰肾亏虚，出现胸部扁平、乳房肿块。此类人群，可服用"十全大补汤"温补气血。

◎肝郁气滞型

此类人群多属热性体质，表现为易怒、忧郁、情绪不稳定，还可能伴有乳房经络不畅，生理周期前乳房起硬块。此类人群应服用"柴胡疏肝散"以疏肝行气、活血化瘀。

◎肾精不足型

此种类型大多是由先天禀赋不足，再加上后天营养失调，导致肾脏功能受损。大多表现为早衰、月经量少、腰膝酸软、头晕目眩、记忆力下降。此类人群可服用"大补元煎"以固本培元、大补气血。

以上三类人群，除了在饮食上加以不养外，还要注意运动，可做一些保健操，效果会更好。调理一段时间以后，当机体达到阴阳调和状态时，机体能充分吸收营养物质，体形会逐渐发生变化。

观手掌——气血盈亏就在手掌之中

平日里，我们经常会看到天桥上、马路边有人打着看手相知运程的幌子招摇撞骗，但这种行为似乎很受那些失意人士买账。通过手相究竟能否看透未来运程我不清楚，但通过手相确确实实可以看出一个人的气血状况。打个比方说，人的身体健康状态就像小树一样，枝繁叶茂说明生长旺盛、健康状态较佳，反之则是病态的表现。人的健康状态，也可以像小树一样，从外表即可看出，手掌的肤色、脉络、形状等都是辨别体质强弱的标尺，按照中医的理论讲，所有的脏腑气血状态都会在手掌中有迹可察，所以观手掌知健康并非信口雌黄，确实有据可依。

辨手部寒温

部位类别	冷热表现	病况解析
手指	热	多见于便秘、血液黏稠、月经失调的患者
手指	寒	多见于脾肾阳虚，甲状腺功能低下、微循环障碍、经脉不通、易疲劳、月经失调、反复感冒的患者
手掌	热	多见于心火过盛的患者，常伴有失眠多梦、易疲劳、心慌、头脑混沌不清、头晕头痛
手掌	寒	多见于脾胃虚寒患者，伴有消化不良、贫血等症状
手指及手掌	寒热交错	手心凉手指热、手心热手指凉、一只手热一只手凉都是阴阳失调的典型特征。常伴有心烦心燥、失眠多梦、咽喉痛等症状

下面我就通过一个例子为广大读者深入解析通过手掌观察气血盈亏状态的切实可行性。

在北方的某个城市流传着一个神奇的单方，每到入冬时节，某药店的门前都会排起长龙，其中女性朋友居多，而接待这些顾客的即是开出此单方的医生。那么这到底是什么样的一个单方呢？它究竟起了什么作用呢？这位医生解释说：冬天到了，气温骤降、空气干燥、天气阴冷，一些人会出现手脚冰凉、易发感冒、机体的免疫力逐渐降低，特别是女性朋友最易出现这些症状，究其原因是因为女性朋友容易出现气血亏虚的问题，一旦全身器官气血亏虚，得不到养分的滋养，各项健康指标即会下降，从而出现种种病状，如内分泌失调、雌激素及各种代谢功能紊乱等。这时就会出现中医所讲的各种虚证，反应在身体上，最明显的感觉就是手脚冰凉。这个单方的功效在于治疗各种虚证，坚持服用一个月，各种虚证均可得到缓解，手脚冰凉的状态也可得到改善。

这个案例可说明一点，手的温度即可当成是衡量气血盈亏状态的温度计，冬暖夏凉才是正常手温，如果恰恰相反，就要警惕血虚了。当然，这也不可一概而论，通过手掌的温度观察气血盈亏状态，还要根据手掌的实际部位而另当别论。

除了手的温度以外，手部皮肤的颜色和状态，也是辨别气血状态的重要信息，千万不能放过。具体可总结以下几条经验：
①掌心白、指尖红表示目前肝气恰当，血脉旺盛，健康状态良好。
②手背血管不明显，有时血管部位呈凹陷状态，说明气血不足，血液流量不足。
③手背血管颜色过深，如血脂较高的病人，血管颜色很深，随着气血逐渐充盈，血管会越来越饱满，颜色也会越来越淡，血管弹性也会逐渐好转。

🌱 观手指——小指甲反映大问题

通过指甲的色泽外观状态，同样可以看出人的身体健康状态，下面，我就这一问题，给读者做一次详细的解说，希望能对你的日常保健有所帮助。

◎ 指甲颜色过白

指甲颜色呈苍白状时，提示你大概处于营养不良、贫血状态。如果指甲在短时间内变白，常有失血、休克等急症出现。需要注意的是，如果指甲白得像玻璃一样，则是肝硬化的特征。

◎ 指甲呈黄色

中医认为，黄色指甲，大多是因湿热熏蒸造成的。如甲状腺机能减退、胡萝卜血症、肾病综合征等患者常出现黄指甲。

◎ 指甲呈灰色

这类指甲大多由于缺氧造成，一般在吸烟者中比较常见。倘若你平时不吸烟，但指甲同样出现了灰色，则要警惕患上了甲癣，初期指甲边缘会发痒，继而指甲还会变形，失去光泽变成灰白色，如灰指甲等。

◎ 指甲上出现斑点

如果患有缺钙、缺硅或者寄生虫病，在指甲上的直接表现即是出现白色斑点，白点较多，也可能是神经衰弱的征兆。倘若指甲上的斑点色黄且小，则可能患上了消化系统的疾病；如果指甲上出现黑色斑点则要小心，可能是操劳过度、营养不良。

◎ 指甲上有竖纹

指甲表面出现一条条的竖纹，大多因过度疲劳、用脑过度、睡眠不足造成的。充分休息后，竖纹会有所缓解。如果竖纹一直存在，则可能是体内器官的慢性病变，需及时到医院进行检查。

◎ 指甲上有横纹

指甲上出现横纹，多提示体内某个器官已经出现病变。开始的时候横纹只在指甲的根部，随着指甲的生长，逐渐向指尖移动。

◎ 指甲呈圆形

圆形指甲的人，体质强健，很少受疾病所扰。但此类人对疾病的敏感度不够，所以，一旦生病，往往就很重。

◎ 指甲面呈百合形

所谓百合形是指甲中间明显突起，四周内曲，从形状上来看类似于百合状。这类指甲出现时，多提示消化系统方面出了问题。

◎ 指甲呈扇形

所谓扇形指甲，是指甲下窄上宽，指端成弧形。拥有扇形指甲的人，身体素质较好，健康状态较佳，耐受能力很强。

吃出气血充盈好状态

了解食物的平、温、热、凉、寒

有心人可能会发现这样一个现象，我们平时的饮食不是受自己控制，而控制权在市场，也就是说市场上卖什么，我们就买什么，吃什么。这现象如果放到过去，或许没什么，因为过去的人们只能在市场上买到应季蔬菜。但随着科学技术的发展，市场上的食物已经没有了季节、区域之分，冬天可以买到夏季的水果和蔬菜，只要是你舍得荷包里的人民币，就没有买不到的食物。也正是这一现象影响了人们的健康状态。打个比方来说，冬天需要吃些温热性食物，如果你反倒食用寒性食物，最直接的后果就是影响血液循环、降低脏器功能、加快衰老的进程，血液流的越慢、沉淀越多，血管越容易堵塞，与血管相关的心脑血管疾病的发生率就越高。由此看来，不了解一下食物的平、温、热、凉、寒还真是件非常危险的事情。

菜类食物寒温

类别	平性食物	温热性食物	寒凉性食物
菜类	山药、豇豆、土豆、芋头、海蜇、黑木耳、香菇、平菇、猴头菇、西葫芦	葱、大蒜、韭菜、香菜、雪里蕻、洋葱、香椿头、南瓜、辣椒	番茄、旱芹、水芹菜、油菜、茭白、苋菜、马兰头、菊花脑、菠菜、黄花菜、莴笋、菜花、豆腐皮、豆腐干、面筋、莲藕、冬瓜、红薯、丝瓜、黄瓜、慈姑、马齿苋、空心菜、木耳菜、莼菜、竹笋、海带、紫菜、海藻、草菇、苦瓜、荸荠

果类食物寒温

类别	平性食物	温热性食物	寒性食物
果类	李子、沙果、菠萝、葡萄、橄榄、葵花籽、南瓜子、芡实、莲子、椰子汁、花生、白果、榛子、山楂、板栗	桃子、杏、大枣、荔枝、桂圆、柠檬、金橘、杨梅、石榴、木瓜、槟榔、松子仁、核桃仁、樱桃	梨、芦柑、橙子、草莓、枇杷、罗汉果、莲子心、百合、柿子、柿饼、香蕉、桑葚、杨桃、无花果、猕猴桃、甘蔗、西瓜、甜瓜

谷类食物寒温

类别	平性食物	温热性食物	寒凉性食物
谷类	大米、玉米、青稞、米糠、芝麻、黄豆、黑豆、豌豆、蚕豆、扁豆、红豆、燕麦	糯米、黑米、西米、高粱	小米、小麦、大麦、薏米、荞麦、绿豆

肉蛋奶类食物寒温

类别	平性食物	温热性食物	寒凉性食物
肉蛋奶类	猪肉、猪心、猪肾、猪肝、鸡蛋、鹅肉、驴肉、鸽肉、鹌鹑、牛奶、酸奶、干贝、鳗鱼、鲫鱼、青鱼、黄鱼、鲈鱼、银鱼、鲤鱼、鲳鱼、鲑鱼、海参	牛肉、牛肚、牛腩、羊肉、羊肚、羊骨、羊髓、鸡肉、乌鸡、蛤蚧、蚕蛹、羊奶、虾、鲢鱼、带鱼、鲶鱼、鳝鱼	水牛肉、鸭肉、鸭蛋、兔肉、鲍鱼、马肉、河蟹、海蟹、蛤蜊、牡蛎、蜗牛、田螺、蚌肉

🌸 细嚼慢咽补气血

我们都知道4个月以内的婴儿不能食用大米、面粉、玉米、小米、红薯等淀粉含量高的食物，但在过去，为什么米汤、面汤类的食物，能让小婴儿健康成长呢？

解释这个问题，要从食物消化吸收开始说起。我们日常所吃的食物中，除了维生素、矿物质和水这类小分子营养物质可以被机体直接吸收外，其他营养物质，如蛋白质、脂肪、淀粉类都属于大分子有机物，均不能直接吸收，这种情况该怎么办呢？这些大分子营养物质会先进入消化道，被分解成结构简单的小分子物质，然后再被机体吸收，也就是说，大分子营养物质，要比小分子营养物质多一道工序才能被机体吸收。

消化道对食物的消化主要有两种途径，其一，食物进入消化道以后，消化道的肌肉开始收缩，将食物磨碎，并使其与消化液充分混合，并不断地向消化道的下方推进，这种方式称为"机械性消化"。其二，进入消化道的食物在各种酶的作用下，将食物中的蛋白质、脂肪、糖类等大分子物质充分分解成易被机体吸收的小分子物质，这种消化方式称为"化学性消化"。机械性消化和化学性消化虽然工作的机理不同，但二者有着相同的目标，都是将食物磨碎，分解成小分子物质，二者是互相配合，共同完成消化任务的。

综上所述，米汤、面汤经过加工，其中的大分子营养已经被处理成小分子营养物质，可以直接透过消化道内的黏膜进入血液，这就是婴儿吃米汤、面汤可以健康长大的主要原因。

通过以上的说明，我们可以得出一条结论：食物被处理得越碎越容易被消化吸收。也就是本节内容提倡的——细嚼慢咽。

我们在进食过程中，咀嚼是消化的第一道工序，如果能将食物充分咀嚼烂，会减轻胃的工作压力，吃进去的食物才能转变成血液等养分，保证人体血液充足，源源不断地供给全身的每一个器官，倘若经常狼吞虎咽，食物不能被彻底嚼碎，进入胃后，胃需花费大力气对食物进行再加工，久而久之，胃功能会受到影响，使食物转化成血液等养分的能力下降，人体会因缺血而使各脏器功能下降从而出现各种疾病。

🌼 不吃主食，补养气血的大敌

夏天到了，许多爱美的女孩子又要不厌其烦地重操减肥大业。不吃主食只吃素菜，作为最经济实惠的减肥方式似乎受到了众多女孩子的追捧。但我要告诉你的是，千万不要盲目地节食减肥，更不要为了减肥只吃蔬菜不吃主食，否则健康状态会大打折扣，甚至会招来严重性疾病，造成终生遗憾。

我曾经遇见过一位女患者，刚刚32岁，却被癌症找上了身。当问及她平时的饮食习惯时，才发现她有多次的减肥经历，而且为了保持身材，常年不吃主食，只吃些清淡的蔬菜，结果造成体温偏低、易感冒、抵抗力降低。这样终于知道了她得癌症的真正原因，并得出了一个结论：不吃主食→体温过低→体内寒气重→气血两亏→免疫力降低→易生病→长肿瘤→患上癌症。

"脾胃为后天之本，气血生化之源"，这句话似乎已成了一句口号，在本书中反复提及，但鉴于这一结论对气血滋养的重要性，我不得不反复地说给大家听。如果经常不吃主食，水谷精微便无从摄取，气血生化将受阻，身体各脏器功能降低，久而久之，会出现月经失调、月经量少或闭经、面色苍白、免疫力降低等症状。

生活中不乏一些纯素食者，他们也是只吃蔬菜不吃主食，但据专家观察，大部分遵守这一饮食原则的人，多面黄肌瘦、身体疲惫、面色晦暗。原因很简单，单靠蔬菜无法维持气血来源。蔬菜中大多为植物的茎和叶，其疏通力量较强，但补养作用较弱，气血若只得到疏通而少于补养，脾胃没有水谷滋养，自然会罢工，身体机能也因此受损。

所以，我建议无论是有减肥需求的爱美人士，还是素食者，都不要忽视主食对人体气血生成的重要作用，最好能在保持健康的基础上，达到各自的目的。

🌼 为了健康坚持吃早餐

我们经常会听到"一日三餐"这一说法，那么为什么不是"一日两餐"、"一日四餐"呢？这是因为，一日三餐是老祖宗的经验之谈，最适合人体营养供给需求。可就是这样一个简单的生活规律，却被现代人给打破了。

每天早晨，我都会在上班的路上看到许多年轻人行色匆匆地奔向公交车站，这些人中十有八九是因为起晚了又怕上班迟到扣钱，利用一切可以挤出来的时间，狂奔向单位，甚至连吃早餐的时间都占用了，只好饿着肚子工作一上午。还有些人，将不吃早餐当成了习惯，而这一习惯竟然维持了十几年甚至更久。在这里，我要提醒这些人，为了健康要坚持吃早餐。

有些人可能会问我了："医生，我已经好几年都没吃过早餐了，我不是好好的吗？"有这样疑问的人不在少数，我曾经遇到过一个病人，他曾经也发出来这样的疑问，但随着身体状态的每况愈下，他发现健康就毁在这不吃早餐上了。

小王是某市一家建筑公司的工程师，由于工作节奏非常快，经常早出晚归，有时还要加班熬夜到天明，致使他经常不吃早餐，别人劝诫他时，他经常说："我工作六年了，吃早餐的次数能用双手数出来，我不还好好的吗？"此话刚说出不久，小王就觉得身体状况出了

问题，经常出现神经衰弱、失眠健忘、胸闷气短的症状。于是他开始怀疑自己的这些症状是否与不吃早餐有关呢，而医疗诊断结果验证了他的怀疑。

大家要知道，早餐的重要性，是其他任何一餐都无法代替的。如果你能清楚地知道早餐是为谁而吃，就会认同我这一说法了。

◎为肝而吃

中医常讲"肝主升发"，早晨是肝气最旺盛的时候，也是人体最有活力的时刻，如果不吃早餐，肝气升发得不到气血的支持，久而久之会出现肝气不足的问题。肝气虚弱的相关症状，如男性早泄、女性月经失调等就会频频光顾。如果到了肝气衰竭、胃气伤亡，就算华佗在世也未必能治了。

◎为胆而吃

中医常讲"肝胆相照"。上面我们已经说过了，不吃早餐会造成肝气不足，肝虚则胆旺，致使炎症四起，胆囊炎之类的疾病便油然而生了。

◎为胃而吃

辰时，也就是早上的7点～9点，

是胃经当值的时间，经过一夜的消耗，胃早就需要营养的补充了。再加上，辰时太阳出来后，天地间一片阳的气象，此时人体急需阴的补充，以达到阴阳平衡，而食物就是我们所说的阴，此时进食，就像春雨滋润万物一样。如果你定要反其道而行，胃经当值时无事可做，就会分泌过多的胃酸，长此以往胃病就会登门造访了，另外没有食物供应，脾胃气血生化受阻，各个脏腑得不到营养滋补，功能也会因此受到影响。有人担心吃早餐会长胖，这一点你大可放心，早上阳气旺盛，脾胃的运化功能最强，就算吃下再多的热量，身体也能完全消耗掉，不会转化成脂肪堆积在体内。

看到这里，不习惯吃早餐的你是不是觉得十分危险了呢？不要着急，这里给你提供一些补救的方法，一改不吃早餐的恶习，尽量多吃些早餐，保证每周喝两次鸡汤，身体状态很快就会有所改善。为什么我要给大家推荐鸡汤而不是鸭汤、蔬菜汤呢？这是因为，鸡肉入肝经，对助长肝气升发相当有益，肝气盛则虚劳消。

寒凉食物伤气血，少吃为妙

炎热的夏天，喝杯冰镇可乐或吃桶冰淇淋是件多么惬意的事啊！这大概是许多年轻人都有过的切身感受。我要提醒大家的是，一次两次可以，千万不要长期如此，以免影响气血运行。中医里讲，要想使气血在体内正常循环，必须要为其提供一个温度恒定的体内环境，倘若身体突然受到冰冷刺激，气血的运行会受到影响，脏器和经络也会因受冷而收缩，健康就要亮起红灯了。

许多女性朋友都有痛经的问题，都知道如果在行经前后几天或月经来潮时吃冰冷刺激性食物，会加重疼痛症状。这是因为，血管因受冷刺激而收缩，血液流通受阻，经血因受冷而排不出去，从而形成血块，自然会出现疼痛症状。

有些深受痛经折磨的朋友或许会有这样的疑问："为什么20多岁的时候没出现过痛经问题，反而年纪越大痛经问题却随之而来了呢？"这个问题问得好，据临床调查显示，痛经者大多有吃冷饮的习惯，而20多岁时没有出现肚子疼的症状，大多与该年龄段气血旺盛，血液循环好，就算吃了冰凉的东西对身体的影响也不大。但女人步入30岁这一阶段后，身体各项机能开始衰退，气血循环也受到年龄的影响而变得逐渐缓慢。如果还保持经常吃冷饮的习惯，痛经问题自然会找上你。

从现代医学的角度来讲，冷饮对人体最直接的反应就是刺激血管收缩，减少局部血液流量。而按照中医的说法是，人体赖以生存的气、血、津液能够顺畅流通，全靠体内的阳气来温煦和推动，倘若大量摄入冷饮，为了将这类食物的温度提高到人体可以接受的限度，体内的阳气必然会被消耗掉一部分，如此恶性循环下去，人体阳气亏虚，就会出现气血运行不畅、五脏六腑得不到营养补充而功能受阻，于是，各种疾病便会接踵而来。

那么，怎样才能避免受到寒冷食物的影响呢？以下几点希望对你有所帮助。

◎控制冷饮

夏天来了，许多人习惯在冰箱里储存各种各样的果汁、饮料。虽然这样可以补充人体必需的营养元素，但是也不要忽略冷饮对人体的负面影响。所以，我建议读者朋友，最好能控制冷饮的摄入量，实在想喝时，也不要从冰箱里拿出来便喝，最好能放置半小时后再饮用。

◎早餐杜绝吃冷食

早餐吃些热食物才能很好地保护胃气。这是因为早晨的时候夜里的阴气未消，大地温度尚未回升。体内的肌肉、神经、血管都处于收缩状态，此时如果摄入冷食，就会加剧血管的收缩，使血液流通不畅。

补养气血不能单靠保健品

目前，保健品市场的热闹程度可以用"门庭若市"来形容。记得有一次，我去某市出差，刚好路过一个保健品专卖店，从很远就可以看见店外排成的长龙。在好奇心的驱使下，我也排起了队伍。站在我前面的是一个60多岁的老人家，我向这位老者打听了一下情况，原来，这家店是专门经营补养气血类保健品的。我问这位老者有什么不良症状，老人家也没说出个子丑寅卯，只说了一句话"反正保健品吃吃无害，吃点就当增强体质吧！"看到老人家那副认真劲儿，我也不好再多说什么。

当然，我不否定保健品的保健价值，但我要提醒广大读者，保健品不是万能的，也并不是所有的保健品都适合你，必须根据自己的体质、状态选择适合的保健品。另外，市场上不乏打着保健品的旗号，进行诈骗的不法商贩，他们在暴利的趋势下，将一些假冒伪劣的保健品大量流入市场，消费者在选购时还需张大眼睛仔细辨识。

据我了解，许多人宁可相信保健品也不相信食物。这大概是受一些广告宣传的影响，夸大了保健品的功效。而合理的观点是，不能盲目追捧保健品，药补不如食补。另外，保健品不可随意乱补，否则很可能弄巧成拙。

有些保健品中含有激素成分，而激素就像一把双刃剑。举个简单的例子，许多女性都有爱美的心理，于是有延缓衰老、推迟更年期作用的保健品层出不穷，而这类保健品中起作用的主要是激素成分，

在延缓衰老的同时，还可能使乳腺管上皮细胞增生，甚至诱发癌症。据一项数据显示，全世界每年约有120万女性患上乳腺癌，虽然引发乳腺癌的原因众多，但归根结底是人体内的雌激素作怪，而很多女性服用的保健品中都含有激素成分。由此可见，服用保健品是福也是祸。

还有些保健品中含有中药成分，必须根据个人情况适当服用才能达到最佳效果，盲目乱吃只会加重不适，甚至诱发更严重的后果。从中医角度而言，服用中药需根据个体差异辨证论治。中医理论强调"虚者补之、实者泻之""热者寒之、寒者热之"。由此也可以证明保健品不可随意乱吃，必须搞清楚自己的实际情况才能按需服用。

对于处于特殊阶段的人，在服用保健品上更有讲究。例如，妊娠期间的女性，不宜服用含有人参、鹿茸的中药型保健品；产后则不宜服用含有生地、珍珠粉成分的寒凉性保健品；女性在月经期间也不宜服用含有中药成分的保健品，以免因进补不当影响体内经血正常排泄。

🌸 补气不可不吃的五大明星食物

🌾 糯米

糯米在日常生活中并不陌生，但如果让大家说说糯米的营养功效，人概很多人都要摇头了。在这里，我就为大家说一下糯米的神奇功效，以帮助你更好地保养身体。

中医典籍《本草经疏》对糯米有详细的记载，认为糯米："补脾胃、益肺气之谷。脾胃得利，则中自温，大便亦坚实；温能养气，气顺则身自多热，脾肺虚寒者宜之"。意思是说，糯米能够和缓地补养人体正气，一旦身体的正气充足，身体的御寒能力也就增强了。所以，我建议人们在寒冷的冬季不妨常吃糯米。不过糯米黏性较大，脾胃运化起来有困难，所以一次不宜多吃。消化能力不佳的老人和小孩也不要一次性食用过多。

糯米的吃法有很多，既可以做成糯米酒，也可以煮粥吃，但我首推以糯米煮粥食用，这种吃法可降低糯米的黏性，减轻脾胃运化时的负担，同时，补气养脾胃的效果也最好。

🌾食疗方

【糯米甜酒】

做法 取4000克糯米淘洗后，置盆中，加水适量，在锅中蒸熟。刚熟时取出摊开凉凉，撒上适量的甜酒粉，也可以适当放些具有补气作用的中药材，如人参、黄芪等，然后装入容器中，密封，保温24～48小时，开封加入米酒和冰糖，再次密封，次日便可饮用。

用法 口服。每次服50～100毫升，每日1～2次。阴虚火旺者忌服。

适用人群 可温中益气、补血养颜。适合大多数人食用。中老年人、孕产妇和身体虚弱者更加适合。

【糯米粥】

做法 取糯米100克，淘洗干净后放入锅中，加入适量清水，煮为稀粥，喜好吃甜食者，可根据个人口味加入适量白砂糖。

用法 每日1～2剂。

适用人群 本方可补中益气，固表止汗。适用于脾胃亏虚，食欲不振，便溏久泄，以及气虚不固，久汗不止等。

山药

中医认为，山药性平，味甘，归脾、肺、肾经。中医典籍《本草纲目》记载："山药益肾气，健脾胃，止泻痢，化痰涎，润皮毛"，这里所讲的"益肾气"，指的就是其补肾气的作用；"健脾胃"意思是说山药可以扶正脾胃之气，"润皮毛"，意思是说山药可以利肺气，有滋养皮肤之功。由此可说，山药是补气之圣品。也被称为"神仙之食"。值得一提的是，山药因其性温和，食用后不会产生胀气的困扰，因此特别适合气虚者食用。不过，因山药具有收敛作用，阴虚、有实邪或者便秘的人要少吃或不吃。

山药 食疗方

【玉米山药粥】

做法 取山药粉、玉米粉各15克，粳米100克备用。将粳米淘洗干净，下锅，加入适量清水煮粥，待粥将熟时把玉米粉、山药粉用冷水调和，倒入锅中，续煮片刻即可。

用法 每日1~2次。

适用人群 本方有健脾补气的功效。适用于所有人群。

【山药大枣扁豆饭】

做法 取鲜山药200克，扁豆50克，陈皮3克，大枣500克备用。将山药用清水洗净，去皮，切成薄片，大枣去核切碎，与扁豆、陈皮混匀后放入碗中，蒸熟即成。

用法 每日1次。

适用人群 本方有健脾和胃的功效。适合脾胃功能功能失调者服用。

红薯

中医认为，红薯味甘，性平。归脾、肾经。属于药食两用的保健食品。《本草纲目拾遗》认为，红薯有"补虚乏，益气力，健脾胃，强肾阴"的功效。在这里，我要强调一下红薯的补益脾胃之功，对于脾气虚弱、容易便秘的朋友来说，红薯绝对可称得上是上上之选。不过，在选购红薯时，最好挑选红皮或紫皮，且瓜瓤是黄色的品种，这类红薯补气效果最佳。

大家千万不要认为，我把红薯的功效夸大了，吃红薯的好处远远不止这些，还可以抗衰老、防止动脉硬化、润肠通便等。

值得提醒的是，红薯最好蒸或煮着吃，这样不容易破坏其中的营养成分，使其保健功能发挥到最佳程度。红薯不可吃太多，否则会造成肠道气机壅滞。注意，老年人更不适合多吃红薯。

红薯食疗方

【煮红薯】

做法 红薯煮食即可。

用法 随吃随取。

适用人群 黄疸患者。

【炒红薯叶】

做法 取红薯叶250克，用油、盐炒熟即可食用。

用法 1次吃完，1天2次，

适用人群 便秘患者。

牛肉

牛肉性平，味甘。归脾、胃经。具有补益脾胃，提升中气的作用，对于气血两亏、久病体虚的人有很好的调养作用。

值得一提的是，黄牛的肉补气效果最佳。这是因为，不同种类的牛，因为生长区域和环境大不相同，食物的品性也有很大差别。比如，水牛肉有点凉性，而黄牛肉的性质，就如同黄牛的性情一样，厚而顺，食用后可以补气。另外，在日常食用的禽畜当中，黄牛是体形最大、力气最大的，这也决定了，黄牛肉补气效果较好。这一点，不少中医经典书籍都曾提及。牛肉的做法很多，煎、炒、烹、炸、炖都可以做出美味。不过，对于老年人来说，应以清炖为最佳选择。因为，这种烹调方式能最大限度地保留牛肉中的营养成分，同时也能避免摄入过多的油脂。在炖牛肉时还可以放入一些山药、莲子、大枣等，补脾益气的效果更佳，对缓解脾胃虚弱、气血不足、虚损赢瘦、体倦乏力有非常显著的疗效。

虽然牛肉的营养价值很高，但是因其纤维较粗，不易消化，且胆固醇、脂肪含量较高，故老人不宜多吃，幼儿消化能力不及成人，也不宜多吃牛肉。

牛肉食疗方

【枸杞牛肉粥】

做法 取150克牛肉，洗净剁成肉末，与枸杞20克、大米100克同煮粥。粥熟时加适量姜末，加油、盐调味食用。

用法 每日1~2次。

适用人群 本方有健脾强胃、补中益气、强筋健骨功效。适用于病后气血两亏者。

【牛肉补气方】

做法 取250克牛肉，与黄芪、党参、怀山药、浮小麦各30克，白术15克，大枣10枚，姜10克，一同煮汤，煮至牛肉熟后加适量食盐，调味食用。

用法 每日1次。

适用人群 气虚盗汗患者。

泥鳅

俗语说得好："天上的斑鸠，地下的泥鳅"。意思是说，二者都具备很高的营养价值，都是极其难得的美味。中医认为，泥鳅味甘、性平，归脾、肺经，具有补中益气、利水祛湿的功效。

《本草纲目》对泥鳅也记载："泥鳅生湖池，长三四寸，沉于泥中。状微似鳝而小，锐首圆身，青黑色，无鳞，以涎自染，滑疾难握。"大家可能纳闷，一代名医李时珍为什么在《本草纲目》中这般细腻地描写泥鳅的特征。实际上，李时珍是想告诉人们，泥鳅因其生长的环境而决定了其药用价值。泥鳅因生活在水底的淤泥里，吸取了地气的精华，又因为它"锐首圆身""滑疾难握"，有利于在泥巴中钻行，因此它的益气功效十分显著。再加上泥鳅终日生活在泥中，不怕水湿寒潮，因此泥鳅又有利尿祛湿的功效。

从营养学角度来分析泥鳅，其蛋白质含量较高，胆固醇、脂肪含量较低，非常适合老年人食用。如果在烹调泥鳅时，加入大枣、黄芪一起炖食，补脾益气、补肝养血的作用能发挥到极致。

泥鳅食疗方

【泥鳅鲜虾汤】

做法 取泥鳅400克，鲜虾250克去肠杂，一同煮汤，用盐、味精、大蒜共焖，调味食用。

用法 每日1次。

适用人群 阳痿患者。

补血不可不吃的五大明星食物

黑芝麻

黑芝麻是家家户户必备的五谷杂粮之一，不仅好吃，营养价值也十分丰富。从中医角度来讲，黑芝麻味甘、性平，归肝、脾、肾经，具有补血明目、祛风润肠、生津养发、补肝肾、通乳的功效。

在这里，我要提醒大家，黑芝麻整粒食用，其营养成分不能被人体吸收。所以，在食用前，一定要先炒熟，研碎食用。另外，挑选黑芝麻的时候，以粒大色黑无杂质为好，同时芝麻有黑、白之分，黑芝麻的补血作用要强于白芝麻。

并不是所有人都可以用黑芝麻补血，如血脂较高、脾虚便稀或遗精滑泄者忌用黑芝麻，这是因为，黑芝麻中油脂含量较高，以上患者食用后会加重不适症状。

黑芝麻食疗方

【治便血方】

做法 取黑芝麻、红糖各500克，将黑芝麻炒焦研末，加入红糖搅拌均匀即可。

用法 随意吃。

适用人群 便血患者。

【治尿血方】

做法 将黑芝麻磨出油。

用法 每日服3次，每次10毫升。

适用人群 尿血患者。

乌鸡

乌鸡与一般的家鸡不同，家鸡中公鸡补阴，母鸡补血，而乌鸡的补血功效比母鸡更胜一筹，主要作用在于补血养阴。对于虚劳体弱、盗汗、身体倦怠、食欲不振、咽干口渴、五心烦热等阴亏血少之症有相当好的滋补作用。

中医典籍《本草经疏》中记载："乌骨鸡补血益阴，则虚劳羸弱可除，阴回热去，则津液自生，渴自止矣，阴平阳秘，表里固密，邪恶之气不得入，心腹和而痛自止，益阴，则冲、任、带三脉俱旺，故能除崩中带下一切虚损诸疾也。"意思是说，乌鸡滋阴补血的功效非常显著，能增强体质，阴得以补充，体内积累的燥热自然会消除，口干口渴的症状也会消失。人体的阴阳平衡，表里固密，机体就不容易受到体外邪气的侵袭，五脏健康，疼痛自然消失。人体的阴得以补充，冲、任、带三条经络气血旺盛，血流顺畅，因而能消除一切因虚损而导致的疾病。

乌鸡 食疗方

【红枣乌鸡粥】

做法 将一只乌鸡处理干净，切成块。取15枚红枣与100克大米洗后一同入锅，加入适量清水，再加入鸡肉块，大火烧开，改用小火煮成粥，食用前加盐调味即可。

用法 每日早晚温服。

适用人群 本粥具有养血止血、健脾补中的功效。适用于气血津液不足、营卫不和、心悸怔忡、脾虚便稀、产后或久病血虚体弱等患者。

红枣

红枣口感香甜，价格便宜，是不可多得的补血美食。中医认为，红枣味甘，性温，归脾、胃经。具有补益脾胃、养血安神作用。脾胃虚弱、食少便稀、疲乏无力者不妨

吃些红枣。不过，我要提醒大家的是红枣虽然具有补血作用，但单吃效果不佳，不妨与葡萄干、桂圆等食品一起食用，补血效果会更加显著。红枣含糖量较高，过量食用会导致发胖。鲜红枣摄入太多，还会出现腹部胀气等不适症状。

红枣 食疗方

【红枣桂圆枸杞茶】

做法 取枸杞少许，红枣和桂圆各6颗，用开水冲泡。

用法 代茶饮。

适用人群 补气血、明目。特别适合长期在电脑前的工作狂们。

【红枣花生桂圆饮】

做法 将红枣、花生、桂圆、红糖加水，在锅里慢炖，直到所有原料熟烂为止。

用法 代茶饮。

适用人群 贫血患者。

桂圆肉

桂圆，入口香甜、软糯，营养价值极高，被誉为"南国人参"。中医认为，桂圆肉性平，味甘，归

心、脾经，有益心脾、补血气的作用。对气血不足、心血亏虚、心悸失眠有非常好的疗效。

桂圆肉的滋养功效早已被人们熟知，在我国南方地区，产后虚弱的女性，常把桂圆当做食疗之品，用以补养气血。

桂圆肉食疗方

【桂圆膏】

做法 准备桂圆肉、白糖各500克。先把桂圆肉捣烂，跟白糖搅拌均匀，隔水蒸熟，蒸成膏状。

用法 早晚服用1小勺。用温开水送服。

适用人群 记忆力减退、睡眠不佳者等心血不足的患者。

【桂圆红枣粥】

做法 桂圆肉、红枣各15克，洗净后放入锅中，下入粳米，加入清水适量，大火煮开后，再用小火慢慢煮10分钟，关火，闷10分钟，加入适量白糖即可。

用法 每天早晚各1次，连续服用1星期。

适用人群 心脾气血双亏，面色无华，疲乏无力，无食欲，大便稀溏者均适用。

红糖

提起红糖，许多朋友都会联想到坐月子。没错，在我国北方地区，女性产后大多以红糖水补养身体，有些有痛经问题的女性朋友，在行经期间也以红糖来缓解不适症状。中医典籍《本草纲目》记载：砂糖能和脾缓肝，补血，活血，通瘀以及排恶露。这里所说的砂糖，即指红糖，意思是说，红糖具有和脾缓肝、补血、活血化瘀以及排恶露的作用，这与上文所说产后女性需以红糖进补的提法不谋而合。其实红糖不仅适合女性食用，更适合老年人，特别是适合年老体弱、大病初愈的老年人吃。这是因为，红糖是未经精炼的粗糖，保留了较多维生素和矿物质。多吃红糖对老年人养生有益。

红糖食疗方

【枣茶】

做法 将红枣洗净，往锅中加适量清水，投入红枣后大火烧开转小火慢煮，直到红枣软烂后加红糖，再兑入少许红茶，即可关火，频饮。

用法 代茶饮。

适用人群 中老年人。

人参

人参是补气常用中药材。中医认为，人参性温，味甘、微苦，具有大补元气、生津止渴、轻身益气、延年益寿的作用。不过，人参因加工方式不同，又可分为生晒参、红参、糖参、参须等，虽然都具有补气作用，但功效强弱就各有千秋了。

生晒参

性平和，不温不燥，既可补气又可生津，对扶正祛邪、增强抗病能力有较好的作用。

红参

补气中带有刚健温燥之性，善于振奋人体内的阳气。人体阳气严重亏虚时，可用红参进行滋补。参须的药性与红参相差不多，但效力要比红参缓和。

糖参

该类人参药性最为温和，适用于健脾益肺。

人参价格较高，保存时需格外注意，最好放在阴凉干燥处，或放入密封的、装有石灰的木箱或其他容器中。

人参食疗方

【人参酒】

| 做法 | 将10克人参，浸泡在500毫升白酒中，7日后即可。

| 用法 | 每次5~10毫升，每日2次。

| 适用人群 | 本方可用于补虚、健身、抗衰老。

茯苓

现代药理研究发现，茯苓中含有茯苓多糖、茯苓酸、蛋白质、卵磷脂、麦角甾醇、组氨酸等，其中的茯苓多糖是一种非特异性免疫促进剂，既能提高机体的抗病能力，又有较强的抗癌作用。其中的卵磷脂是一种神经系统滋补强壮剂，这一点验证了茯苓能安神、益智的说法。从中医角度来讲，茯苓性平，味甘、淡，能健脾利湿、益智安神。其药性强但不猛烈，既能扶正，又可祛邪，被古人称为"上品仙药"。《经验方》里对茯苓也有记载："乌髭发，驻颜色，壮筋骨，明耳目，除风气，润肌肤，久服令人轻捷。"意思是说，茯苓具有使秀发乌黑亮泽、美容、强健身体、令人耳聪目明以及除风邪之气，滋润皮肤的作用，久服能令人全身轻松，健康长寿。

茯苓 食疗方

【茯苓散】

做法 用白茯苓研极细末，加入白蜜调匀。

用法 每晚睡前敷面，晨起洗净。

适用人群 爱美的女性朋友。

西洋参

西洋参又叫做花旗参，主产于美国和加拿大。因其性凉，味甘、微苦，被用来滋阴补气、清火生津，为清补保健之上品。

西洋参与人参相比，滋阴效力胜于人参，可供活动后疲劳乏力、口干口渴、出大汗者服用，可作为体育爱好者的补身佳品。西洋参不仅可单独入药，还可和其他药物一同结伴入药，如果与核桃搭配，健脑功效能发挥到极致，久服能令人益智不忘，并有预防脑中风之功。

西洋参 食疗方

【西洋参茶】

做法 取西洋参1～2克，切片，开水冲泡。

用法 代茶饮。

适用人群 本方可治暑热、烦渴。

黄芪

黄芪的根补气效力较强，对全身之气都有补益作用。《神农本草经》中将黄芪列为补气上品，以豆科植物黄芪和内蒙黄芪等的根入药。由于黄芪的加工方式不同，导致其药效不同，取其补气补血功效，以蜜炙黄芪为优先选择，其功效在于补气生血，适合肺虚气短、气虚血弱、气虚便秘的人服用。黄芪一般用量为3～9克。但胸闷胃满、气实多怒者不可食用黄芪。

黄芪 食疗方

【黄芪酒】

做法 取糯米300克，炙黄芪30克，川芎5克，水煎。

用法 分3次饮用。

适用人群 气虚血瘀、肢体麻木者。

当归

中医认为，当归味甘而重，故专能补血，其气轻而辛，故又能行血，补中有动，行中有补，为血中之要药。因而，它既能补血，又能活血，既可通经，又能活络。对月经失调、痛经、闭经、面色萎黄、贫血、子宫出血、产后瘀血等常见妇科疾病有较好的治疗作用。在选购当归时，必须要注意以下两点：

第一，当归并非越大越好：当归的营养价值、药效高低，与其处理方法密切相关，而与其个头大小没有直接关系，当归无论大小，其有效成分的百分比含量都是一样的。大当归的有效成分所含重量的确是比小的多，但植物纤维（药渣部分）也更多，买同样数量的当归总的百分比含量是一样多的。由于大家在购买当归时，常喜欢挑大个的买，结果导致卖药的商贩以当归大小论价钱。可实际种植当归时，大个的总比小个的少，这迫使种植当归者，以农药促使当归长大个，当归的药效必然会受到影响。

第二，越黄越好、越干净整齐越好：如今人们在购买当归时越来越挑剔，个小的不买、颜色不好的不买、不干净的不买，为了迎合顾客的口味，一些不法商贩经常以硫黄熏制当归，目的是令其看上去比较好看，这严重影响当归的药用价值，同时也可能对人体健康造成一定的影响。

当归食疗方

【当归米酒饮】

做法 取全当归60克，切片，浸泡于1000毫升的米酒中，7日后饮用。

用法 每次10克。

适用人群 手臂久痛、疼痛位置固定者。

阿胶

我们日常食用的阿胶，其实就是马科动物驴的皮去毛后熬制而成的胶块。中医认为，阿胶性平，味甘，归肝肾经。能补血滋阴、润燥、止血及安胎。《本草纲目》记载："阿胶，大要只是补血与液。"意思是说，阿胶是补血的重要物质。适用于阴血不足导致的虚劳眩晕、心悸心烦及失眠多梦。从阿胶的性质上来看，阿胶比较黏腻，凝血固络功效较强，适用于一切血症。阿胶养阴润燥，适用于虚劳咳喘、阴虚燥咳、咽干痰少等症。阿胶还具有滋阴润肺的神奇功效，止咳止血的效果较佳，又因其性平，故也被当做治疗肺痨的重要药材。

从营养学角度来叫，阿胶中含有蛋白质、多种氨基酸、钙、硫等物质，具有加速血液中红细胞和血红蛋白生成的作用，能改善体内血钙平衡，促进机体对钙的吸收，以及防止进行性肌营养障碍等症。

由于阿胶较为黏腻，消化功能不佳、脾胃虚弱或呕吐泄泻者避免食用。

阿胶 食疗方

【阿胶鸡蛋汤】

做法 取阿胶10克，用1碗水烊化，将1个鸡蛋调匀后加入阿胶液中煮成蛋花，煮熟后用盐调味即可。

用法 每日1次。

适用人群 阴血不足、胎动不安、烦躁不宁者。

白芍

白芍为毛茛科植物芍药的根，又叫做金芍药。芍药入药的历史已久，早在《神农本草经》中就有记载，后来将其分为白芍药和赤芍药两种，一般情况下，白芍药取材于栽培品种，而赤芍药多为野生品种。二者虽同为一类，但功效却各不相同。

中医认为，白芍药性微寒，味苦酸，入肝脾经。具有养血柔肝、补血调经、敛阴止汗、缓急止痛等功效。因其入肝脾经，故为保肝之圣药，适用于肝旺血虚导致的月经失调、痛经、崩漏带下。又因其可敛阴止汗，因此能治疗营阴不固导致的虚汗不止、夜寐盗汗等症。现代临床研究证实，白芍的主要成分为芍药苷，可解痉挛、镇痛、抗惊厥、降血压、扩张冠状动脉、改善微循环、抗血栓形成、解热及消炎。

白芍 食疗方

【治痛经方】

做法 取白芍100克，干姜40克，共研成细末，分成8份。

用法 每日服1份，黄酒为引，连服3个星期。

适用人群 痛经患者。

何首乌

何首乌为蓼科植物何首乌的块茎，古时候被称为地精、交藤、夜合。性微温，味甘苦、微涩，归肺肾经。何首乌因其加工工艺不同，其主治功效各异，从补血角度来讲，制何首乌的效果最好，具有补肝肾、益精血、乌须发、强筋骨的作用。用于血虚萎黄，眩晕耳鸣，须发早白，腰膝酸软，肢体麻木，崩漏带下，久疟体虚，高脂血症等症。

何首乌 食疗方

【首乌黑豆汤】

| 做法　取制首乌6克，黑豆30克，将制首乌煎汁取50毫升，黑豆泡涨后加水煮1小时，加首乌汁，再续煮30分钟，使汁液只剩1小碗，加盐、油调味。

| 用法　每日1次。

| 适用人群　对肾虚导致的腰腿乏力者，有较好的食疗作用。

【首乌茶】

| 做法　取制首乌6克，开水冲泡，代茶饮，味淡为止。

| 用法　每日1～2次。

| 适用人群　高脂血症、冠心病、老年体虚便秘患者。

熟地黄

地黄为玄参科植物地黄的根茎，因其加工方式不同，分为熟地黄和生地黄。熟地黄的补血功效尤为突出。精血是人体重要的物质，熟地黄补血固精的作用十分显著。中医认为，熟地黄性微温，味甘，归肝肾经，具有滋阴养血，益肾生精的功效。适用于阴虚、血少、精亏之症，是补益肝肾、滋阴养血的良药。临床上，经常用熟地黄来治疗肝肾阴虚导致的腰膝酸软、头晕目眩、气短喘促、心慌心悸、潮热盗汗、遗精劳损等症。

据现代药理研究证明，熟地黄还具有增强心脏功能、利尿、抗过敏、降血糖、升压、小剂量收缩血管及大剂量扩张血管的作用。

熟地黄 食疗方

【地黄酒】

| 做法　取熟地黄60克放入500毫升白酒中，浸泡7天即可。

| 用法　每日2次，每次1小杯。

| 适用人群　虚弱、脚软、须发早白者。

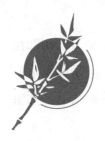

日常起居中的气血补养之道

睡前泡脚，气血两旺

脚是人体的"第二心脏"，阴脉汇于足下，聚于脚部，保护好脚就相当于保护了人体的"心脏"。随着心脑血管疾病发病率的升高，许多人将全部的注意力集中到了心脏部位，完全忽视了脚这一人体"第二心脏"，以至于吃了大亏。其实，很多不适症状都可以通过脚部解决。

我曾经遇到过一位病人，只要温度稍微低一些，就觉得手脚冰凉，血液就像凝固了一样，全身都感到僵硬，同时还会伴随胸闷、喘不过气、心胸部发紧的症状。为了确定病因，我发现她很瘦，而且脸上有褐色的斑，这对于40岁的她来说是不应该出现的现象，除此之外，我还发现，这位女士的舌头颜色比较暗，也有一些斑点状的东西。看到这种种表象后，我确定这是血虚导致的。不过，她的血虚不是贫血造成的，而是血液淤积，导致心脏供血供氧不足，而出现了胸闷、喘不过气、心脏发紧的症状。为了解决患者的问题，我除了为其开了些药物外，还叮嘱她睡前多泡脚。众所周知，许多心脏问题都可以通过脚来解决，心脏需要保暖，脚同样需要保暖，心脏暖和了，才能将血液传送到人体的各个角落；脚部暖和了，才能促使血液回流向心脏，心脏得到足够的血液滋养，不适症状自然会消失。泡脚的目的，就是为了让脚得到足够的热量，从而帮助血液回流。为了提高泡脚效果，可以在洗脚水中放些红花，红花的活血化瘀作用十分显著，《本草纲目》中记载："红花，破血、行血、和血，调血要药也。"

看到这个方子以后，有些读者朋友可能会想：即然泡脚如此神奇，那就回家泡吧。其实，泡脚这看似简单的行为，背后可藏着许多秘密，不是随便泡泡脚就能把病消。这里可是藏着大学问呢。

首先，泡脚要掌握住水温，水不宜过烫，40～50℃是最佳温度。水温过低达不到保温作用，水温过高会使血液急速流向下肢，导致脑部和其他脏器缺血，出现头晕、胸闷、脚部血管扩张等问题。特别是气血两虚的人，虽然泡脚有补血作用，但是如果水温过高，反而会在短时间内导致血液循环聚集于足部，使其他脏器缺血，加重缺血症状。

其次，泡脚的时间不宜过长。有些朋友泡脚时舒服得不愿停止，其实，这对健康也是无益的，长时间泡脚会导致心慌、出汗等症状。泡脚一般泡到全身发热、微微出汗就可以了。

第三，泡脚贵在坚持。有些人泡了一段时间不适症状得到改善，一忙起来就把泡脚的事儿放一边了，等到不适再次"拜访"又重操泡脚之事，这样的结果可想而知。所以，泡脚贵在于坚持，最好能将其养成习惯，成为你生活的一部分，健康就可以得到保障。

过劳伤气血，无视酿大祸

生老病死是人类正常的生长规律。但如果说某人因疲劳过度而死，这就不正常了，劳累也会致死吗？答案当然是肯定的。举例来说，人就相当于一部完好的汽车，气血相当于汽油，当汽车长时间快速行驶而不进行加油保养时，自然会出现故障。人也如此，如果长时间处于疲劳状态，气血供养不足，脏腑得不到滋养，功能降低，更甚者会出现罢工，健康势必会发生大问题。

我曾经遇到过这样一种情况，一位IT行业精英，刚刚而立之年。工作两年来一直十分忙碌，加班熬夜到凌晨两点是常有的事。有一次，公司组织篮球比赛，刚上场20分钟，突然休克了，抢救无效而身亡。据他的家人和朋友介绍，他的健康状态一直很好。为什么健健康康的人突然就死了呢？

从现代临床医学角度来分析，这个人死于过度疲劳，医学上称之为"过劳死"，这是一种未老先衰、猝然死亡的现象，造成"过劳死"的原因是长期高强度、超负荷的工作，再加上缺乏及时的休息和营养补充，导致机体细胞提前衰老，衰老细胞在体内不断积聚，一旦超过人体适应的极限，就容易造成急性心脑血管疾病而导致死亡。有些读者可能会问："医生，您说了这么半天，过劳死跟气血有什么关系？"我可以告诉读者朋友，过劳死与气血的关系密切。

现代人工作压力较大，为了给孩子提供更好的生活环境，为了让父母安度晚年，为了提高自己的生活品质，不断挑战健康极限，以此来换取金钱。有句俗话说的好：年轻的时候以健康换钱，年纪大了以钱买健康。这句话用在现代人的身上再适合不过了。殊不知，这种长时期的体力及脑力消耗，往往会导致精气亏损，体质逐渐衰弱，周身的血脉运行不畅，脏腑功能降低，免疫力下降，对外界的适应能力减弱，各种疾病便随之而来了。

在这个社会上，我们每个人都担任着许多重要角色，同时也会受到来自各方面的压力，这来自四面八方的压力，对人体的气血运行是一种威胁，所以，我建议各位朋友，不要受生活所累，少一些欲望，多一份健康。平时，不妨对自己好一点，该休息时休息，毕竟身体是革命的本钱。在这里，我给大家提供一些养生的建议，仅供参考：

◎早上多睡一会儿

许多人都认为，赖床是一种坏习惯，其实，适当的赖床也是养生的方法之一。早晨醒来，不要睁开眼睛就穿衣服，最好在先床上赖5分钟。在这5分钟里，你可以伸伸懒腰、打个哈欠、活动四肢，这一系列动作做完后再穿上衣服，下床洗漱。据一项调查研究发现，早晨醒来后立即起床，容易引发心脑血管疾病，严重时可导致死亡。

◎不憋尿、憋便

人在憋尿状态下，全身都处于高度紧张状态，胃肠和交感神经发生紊乱，血压会因此升高。憋大便也不是个好习惯，如果经常不及时、有规律地排泄大便，肠道就会吸收大便中的水分，长此以往，直肠的膨胀会降低对排便的要求，形成便秘，损伤气血运行。所以，我建议大家要养成定时排便的好习惯。

◎学会喝水

有些读者朋友可能会发笑，认为"喝水谁不会啊？"生活中不会喝水的人大有人在。以下几种水是喝不得的。第一，在暖水瓶里储存几天的开水；第二，反复烧开的水；第三，水龙头里停用的死水；第四，隔夜的茶水。

◎酒后勿洗澡

酒后洗澡是养生大忌。这是因

为，体内储存的葡萄糖在洗澡时会大量消耗，使糖含量大幅度下降。同时，由于酒精的作用，使肝脏的功能异常，阻碍体内储存的葡糖糖恢复，再加上，洗澡时会出汗，易引起有效循环血容量不足，导致虚脱。

❀ 别让电脑吸走你的气与血

平时，我经常对身边的朋友感慨科技发展之迅速，生活水平提高之快。短短的几年时间，电脑已经登堂入室地成了家庭及办公室的主角，许多人更是将电脑当成了"拐棍"，缺之不可工作。我们当然要承认电脑给我们的工作生活带来了莫大的便利。但从辩证法的角度来讲，万事万物都存在着利弊两方面。电脑给人们带来便利的同时，也悄悄地把健康隐患送到了人们身边。

我曾经接待过这样一位女患者，是某公司文字编辑。一天，她找到我说："医生，请您给我开些眼药水。"出于医生的职业习惯，我问她："你做什么用？"她说："最近总感觉眼睛干涩难耐。"我向她询问了平时的生活习惯以及工作习惯才知道，这个女孩是个"搜索狂人"，白天在单位经常对着电脑，回家后仍然泡在网上搜索各种消息，粗略算起来，她每天至少12个小时与电脑打交道。了解了她的情况后，我对她说："你的问题不用药物即可解决，平时尽量减少使用电脑就可以了。"这个女孩半信半疑地离开了。两个月后，她打来了感谢电话，称自己眼睛干涩的症状好多了。

生活中，像这样的例子比比皆是，大家一味地用眼药水来缓解眼睛干涩，实际上这是治标不治本的法子。中医里有种说法："久视伤血"，这里的"血"指的就是肝血。实际上，眼睛与肝脏关系密切。"肝藏血"，即肝脏具有储存血液的功能，而"肝开窍于目"。眼睛之所以能看清事物，全赖于肝精、肝血的滋养和肝气的疏泄。中医典籍《灵枢经·经脉》记载："肝足厥阴之脉……连目系。"意思是说，肝的精血经过循环上注于目，给予眼睛视物的功能。对于气对眼睛的影响，《灵枢经·脉度》也说："肝气通于目，肝和则目能辨五色矣。"意思是说，肝脏的精血充足，肝气调和，眼睛才能看清事物，分辨颜色。

其实，久视电脑不仅会令眼睛受损，颈椎、腰椎也会因此受累。若长时间得不到缓解，还会对肝脏造成损伤。此时出现视物模糊、眼睛干涩、颈椎疼痛、头晕脑胀、腰椎酸疼等症状也就不足为怪了，这都是电脑惹的祸。所以，我建议经常与电脑接触的上班族，务必要保护好自己的双眼，这是保证气血正常运行的关键。平日里每隔2个小时，让眼睛休息10分钟，也可以做一些眼睛保健操，这对缓解眼疲劳很有帮助。具体做法如下：

【按揉晴明、攒竹、太阳、四白等穴】端坐于凳子上，用双手食指指腹按揉晴明穴30次，再以双手食指指端按揉攒竹穴3次，两手食指指腹在太阳穴上反复按揉，直到产生酸胀感后继续按揉30次，最后用两手食指指端稍微用力按揉四白穴，直到有酸胀感为宜。

【转眼球】端坐，双目凝视前方，眼球先顺时针旋转30次，然后向前凝视，再逆时针旋转10次，向前凝视片刻，最后双目微闭，放松。

【刮眼眶】双手握空拳，食指弯曲，以指内侧紧贴眼眶，由内向外刮动，上下眼眶分别刮至产生酸胀感即可。

过度纵欲耗气血

许多人提起性生活都觉得难以启齿，其实，这是人类日常生活中再正常不过的行为了。只要性生活适度，不仅有益于身心健康，而且可增进夫妻感情，融洽家庭氛围。但是物极必反，过度纵欲，不加节制，不但每晚都要进行性生活，甚至中午、清晨还要重复性交，那就属于纵欲行为了，这是夫妻生活的大忌，对双方健康都有害无益。这是因为，过度纵欲耗伤肾精，从而导致肾亏，而肾精是肾气之根，是生命之本，人的生、长、壮、老都与肾密切相关。

曾经有这样一个事例，某市一个出租车司机，因一场车祸而死亡，后来经法医鉴定，该司机是因为纵欲过度导致眼睛疲劳而诱发了车祸。有经验的人都有这种体会，每次房事后，眼睛会出现不同程度的酸疼、食物模糊、眼球转动不灵活，症状持续的时间长短因人而异，有些人稍休息即可恢复，有些人则持续1~2天，不适症状越重，持续的时间越长。

其实，性生活频率是否适宜，自己就可以判定出来，大体方法如下：

【观察精神状态】如果精神倦怠、萎靡不振，工作时常感到疲乏、注意力不能集中，说明性生活过于频繁了。

【观察体力状态】如果感到全身无力、腰膝酸软、头重脚轻、头晕目眩，这是纵欲过度的常见征兆。

【观察面色及形体】如果面色苍白、两眼无神、神态憔悴、身材偏瘦，说明纵欲过度。

【观察饮食状况】如果常有食欲不振、消化功能欠佳并伴有轻度恶心感，说明纵欲过度。

【观察其他细微表现】若有气短心跳、出虚汗、失眠多梦、不易入睡，说明纵欲过度。

有些读者看到这里可能有些担心，不禁发问："医生，您说了半天，如果真有性生活频繁的问题，该怎么办呢？"其实，只要减少性生活次数，严重者暂停一段时间的性生活。再加上调整饮食，多吃些有补肾功效的食物、加强体育锻炼，注意休息，一般就可以缓解不适症状。严重者需到医院接受治疗。有些人身体状态调整好后，又开始纵欲，如此反复对健康的危害更大。

养护气血黄金方——保暖

血液在体内循环，需要有一定的温度作保障，体温适宜则血液流通顺畅，人体各脏器功能正常，若人体受到寒冷刺激，体温降低，气血循环就会慢下来，出现滞涩、淤堵，若长此以往气血运行严重受阻，血液就会凝固，生命就要画上句号。

平时，在大街上经常看到一些年轻人，在大雪飘飘的严冬，为了所谓的美，依然身着单薄的衣衫。这有违我们提倡的保暖是养护气血的黄金方这一养生原则。从中医的角度来解释，人体之气是由先天精气、水谷精气、自然精气三方面组成的。先天精气其实指的是人体肾脏所藏精气，肾阳主一身之阳，就像人体内的一团火，温煦、照耀着全身。倘若肾脏得不到温暖的保护，就会出现肾气渐衰、火力不足、体温偏低、循环代谢减慢，使身体逐渐衰弱。《黄帝内经》中也说："阳气者，若天与日，失其所，则折寿而不彰"，意思是说：阳气就相当于天上的太阳，大自然若失去太阳的温暖，万物便不得存活，人体若失去阳气，体内就失去了新陈代谢的火力，生命就要终止了。

对于肾脏而言，保养肾的阳气至关重要。中医中只存在着补肾阳，而没有泄肾阳之说。不能给肾脏撤火，更不能灭火，只有不断、适度地添加燃料，肾阳之火才能越烧越旺，人才能健康长寿。说一千道一万，究竟如何使肾阳充足呢？

首先，不要贪凉，根据气温高低添减衣物，保证身体温暖。避免长期、大量食用寒冷性食物。

其次，加强体育运动，使身体自身产生热量，温暖全身器官，加快新陈代谢。

第三，食用有滋补肾阳的食物，如羊肉、狗肉、河虾、韭菜、肉苁蓉、杜仲等。

远离寒湿才健康

现在许多的年轻人都是金庸老先生的铁杆粉丝，能将金庸笔下的武侠名著娓娓道来。不知大家有没有注意到，在《天龙八部》中，生死符是逍遥派灵鹫宫天山童姥所用的一种暗器，中招者浑身发冷、受制于人。如果细查生死符的成分，你会发现那是一块薄冰，将薄冰射入人体，即为中招。其实，这么厉害的暗器的玄机用我们现代人的说法就是着凉了，人体受到寒冷的刺激了。可见，金庸老先生早已道破寒湿与健康之间的关系了。

我曾经遇见过这样一位患者：王某，27岁，某洗浴中心的按摩师。一天小王找到我，捂着肚子痛苦地对我说："大夫，快给我开点止疼药，我肚子疼得受不了了。"我检查了一下小王的外在表征，问起了他的职业及生活习惯，小王说："我白天基本呆在洗浴房里，晚上才能回家。最近这几天，白天不是很忙，所以有时候可以出去透透气。"我问小王："平时的工作服是怎样的？"小王大大咧咧地说："在洗浴房里，肯定不能穿得整整齐齐了，里面又热又潮湿，平时只能穿条游泳裤。"说到这里，小王似乎有所顿悟，他问："是不是因为我白天穿着游泳裤出去透气导致的肚子疼？"我对他点了点头，实际上，小王的根本问题在于寒邪外侵导致腹痛难忍。中医里通常有八纲之说，即阴、阳、表、里、寒、热、虚、实。又有"百病寒为先"的说法。小王仅仅几次疏忽大意，受到了寒邪外侵，便出现了肚子疼的症状，倘若，寒邪长时间、大量在体内囤积，就会对人体造成严重伤害。针对小王的问题，我并没有给他开什么止疼药，只建议他注意保暖，工作时尽可能地穿件上衣，避免着工作服到户外活动，特别是气温较低的秋冬季节。小王怀疑地看着我，问："就这样？不用吃药？"我耐心地给他解释道："肚脐位于神阙穴，是人体对外界抵抗力最薄弱的部位，倘若经常受到寒冷刺激，很容易引起胃肠功能紊乱，出现呕吐、腹痛、腹泻等胃肠系统疾病。

所以，注意肚脐部位的保暖，即是你当前最重要的任务。"小王怀着疑惑的态度回家了，但几天后小王给我打来的感谢电话，说明我的判断是正确的。

一般情况下，寒气进入人体后，如果所承受的寒气分量不多，同时气血充足经络畅通，身体很快就会将寒气从表皮受寒的部位运送到排泄通道。例如，鼻腔以打喷嚏的形式将寒气排出体外。但如果身体受寒邪外侵严重，体内受寒面积很大，人体必需消耗大量的能量来驱赶寒气，从而影响气血在体内的运行，疾病便会趁虚而入。

平日里，大家都知道感冒是由受寒引起的，其实，寒邪侵入人体哪个部位，相对应地就会出现各种不适。例如，寒气伤到了脾脏，容易出现胃胀气、消化不良，很多胃肠疾病都是起因于此，倘若人体的消化功能受损，吸收能力变差，食物中的营养成分无法生成足够的血液供养全身，末梢血液循环自然变差；倘若寒气囤积在肌肉里，久而久之就会出现肌肉僵直、腰酸背痛、肩周炎、关节炎；如果大量的寒气侵入到经络，会出现气滞血瘀，影响气血在体内的运行，就是中医上常说的虚亏，各种难治之症便会油然而生。

读者朋友们千万不要认为我在危言耸听，寒邪外侵绝不是一件小事，当然，这也是可以避免的。以下几种时尚行为一定要避免。

◎雨中漫步

许多年轻的情侣喜欢效仿电影中雨中漫步的情节，认为那样做很浪漫，殊不知，这是滋生疾病的导火索。现代的年轻人大多存在气血不足的问题，如果再有这一爱好，身体对淋雨所侵入的寒气很难立即驱赶出体内，因此就会出现不适症状。有些自认为身体健壮的人，觉得淋了点雨没关系，久而久之，这种满不在乎的态度，便会让你吃尽苦头。倘若，雨淋在头顶和身上其他受寒的部位留下寒气。当身体得到足够的滋养后，气血上升就会排泄这些寒气，但若寒气积累过多、时间过长，身体会通过打喷嚏、流鼻涕的方式排泄寒气，这时到医院进行诊治，医生会按过敏性鼻炎处理。

其实，很可能因为年轻时贪图一时浪漫，却要搭上许多年来承受过敏性鼻炎带来的痛苦，这个买卖实在不划算。

◎洗完头不吹干便出门

现代人的生活节奏比较快，许多年人有早上洗头的习惯，但因时间问题，头发湿漉漉地便往单位赶，我的朋友、邻居都有过这样的经历，每每遇到这种情况，我都会唠叨他们几句。并不是我太过敏感，而是，这一做法非常容易受到寒邪外侵，必须给予足够的重视。

◎毫无顾忌地游泳

游泳是一种很好的健身方式，对健康很有帮助。但是，游泳虽好也要讲究方式方法，最好选择没有风的室内温水游泳池，以减少受寒的机会。同时每次游泳前后各喝一杯姜茶，可增强身体抗寒能力。许多人认为，这样做非常麻烦，完全是小题大做。经常游泳的人都有过这样的经验，从水中出来时，会感觉身体特别冷，特别是一阵风吹来禁不住打了一个寒战，这就是外寒入侵的典型症状。如果不引起注意，久而久之就会使寒气在体内越积越多，从而致病。

◎保护好身体易受寒的部位

口鼻

口是摄入食物的唯一通道，经常食用寒凉性食物，会把寒气带入胃部；鼻腔则是冷空气进入的最佳通道，寒气可以随呼吸进入肺部。所以，在秋冬季节流行性感冒、传染病流行期间，最好戴上口罩外出，以防止寒邪之气的入侵。

毛孔

寒气也可通过体表的毛孔进入体内，若不及时加以防护，寒邪会趁虚而入。所以，剧烈运动、大汗淋漓时，切忌吹空调、淋浴，这样做最容易致病。可喝些生姜红糖水，促使寒气从毛孔排出。

胸腹部

在寒冷的冬季，胸腹部是最容易受凉的部位，若寒气由此进入人体，易损伤体内阳气，从而引起心脏病的发作。此外，还可诱发胃肠疾病。所以，胸腹部保暖是不可忽视的重要环节。

肚脐

肚脐也是寒气容易侵入的部位，老人和小孩更要保护好肚脐，尤其是夜间睡觉时，不小心蹬开被子，寒气便会从肚脐处趁虚而入，引起腹痛、腹泻。所以，睡觉时最好穿上一件背心，或是肚兜，以保护肚脐不受凉。

后背

人体背部是膀胱经和督脉循行的部位，阳气最为旺盛，也是最容易受寒的部位。如果寒气从此处进入人体并越积越多，会引起颈椎病、肩周炎、腰椎间盘突出、腰肌劳损以及慢性腰腿痛。通过拔火罐、刮痧、针灸、推拿等方法可驱赶出体内寒气，中医常选背部作为治疗部位，也是根据这个原理。

脚心

脚心是离心脏最远的部位，血液循环慢且少，再加上皮下脂肪层薄，保暖性差，一旦受到寒气侵袭，会由足底肾经伤及肾脏。因此，注意脚部保暖是非常重要的，千万不可小觑。

长期在潮湿冰冷的地方行走的朋友，注意穿厚底、防水鞋，袜子可比常人多穿一双；晚上睡觉时，空调不要对着脚心吹；经常按摩足底、进行足浴。

前后二阴

迎着寒风大小便、性生活后吹空调，寒邪都可以通过前后二阴进入人体。这是造成许多男性疾病的罪魁祸首。所以，要坚决避免这些行为。

每日修养气血时间表

十二时辰经络气血流注简表

中医将一天24小时分成了十二时辰，每两个小时为一个时辰，并以十二地支分别表示。在这十二时辰中，人体的十二条经脉根据气血流注状况表现出盛衰变化，又通过人体的五脏六腑与经络气血的关系，预测出某脏腑经络的气血在某个时辰是盛还是衰，环环相扣，按照气血盛衰状况来治病，使治病养生有了更强的针对性，这就是中医里常提到的子午流注学说。

中医还讲，自然界与人是统一的整体，自然界的年、月、日、时周期变化，影响着人体的生理、病理的周期变化，例如，人的脉象表现出春弦、夏洪、秋毛、冬石；人的病情变化多半是早晨轻、中午重、夜晚更重，这些情况和人体气血运行有关，也就是在不同的时辰，气血运行到不同的经络，对人体的生理、病理起到了直接的影响，这与子午流注之说是不谋而合的。

在了解时辰、经络、气血的关系以后，读者朋友们可以此为据进行养生。为了便于读者记忆，中医将十二时辰经络气血流注总结了以下表格，希望能给读者朋友们带来方便。

上午			
时辰	寅时	卯时	辰时	巳时
对应时间	3~5点	5~7点	7~9点	9~11点
气血流注经络	手太阴肺经	手阳明大肠经	足阳明胃经	足太阴脾经
养生总则	高质量入睡	起床、入厕	享受早餐	吸收早餐营养、工作

中午和下午

时辰	午时	未时	申时	酉时
对应时间	11~13点	13~15点	15~17点	17~19点
气血流注经络	手少阴心经	手太阳小肠经	足太阳膀胱经	足少阴肾经
养生总则	吃午餐、睡午觉	消化吸收午餐的营养	补充水分、学习、工作	吃晚饭、锻炼

晚上

时辰	戌时	亥时	子时	丑时
对应时间	19~21点	21~23点	23~1点	1~3点
气血流注经络	手厥阴心包经	手少阳三焦经	足少阳胆经	足厥阴肝经
养生总则	休闲娱乐悦身心	上床睡觉	进入黄金睡眠期	安眠以养阴养血

细说十二时辰经络气血流注与养生秘诀

◎寅时气血流注于手太阴肺经

寅时指凌晨3点~5点，这一时刻气血流注于肺经（图1）。身体各部位开始由静转动，各部分对血、气的需求量开始增加，这时肺作为"相傅之官"一定要担负起均衡全身的职责，万万不可以偏私，一旦"宣发""肃降"失职，其后果是十分严重的。心脏病患者都有体会，每到凌晨三四点钟，心脏病的发生率较平时要高，因此而失去生命的人不计其数。这究竟是为什么呢？原因依然要追究到此时人体对气血需求量大增之上。随着人体各部位对血液需求量的增加，会加重心脏的负担，心脏病也随之而来。会养生的人都知道此时最好的静养方法即为熟睡，通过深度熟睡来完成身体各部位由静转动的过程。身体虚弱的人或年老的人这时会出现失眠或早醒，这是因为身体各部位对血液的需求量增加，相应地脑部得到的血液减少了，自然就容易引发相关疾病。

◎卯时气血流注于手阳明大肠经

卯时指早晨5点～7点，这一时刻气血流注于大肠经（图2）。中医认为，肺与大肠相表里，寅时肺气充足了会将新鲜血液布满全身，紧接着促进大肠进入兴奋状态，完成吸收食物中的水分和营养、排出渣滓的过程。所以，我建议大家，要养成清晨起床后排大便的好习惯。

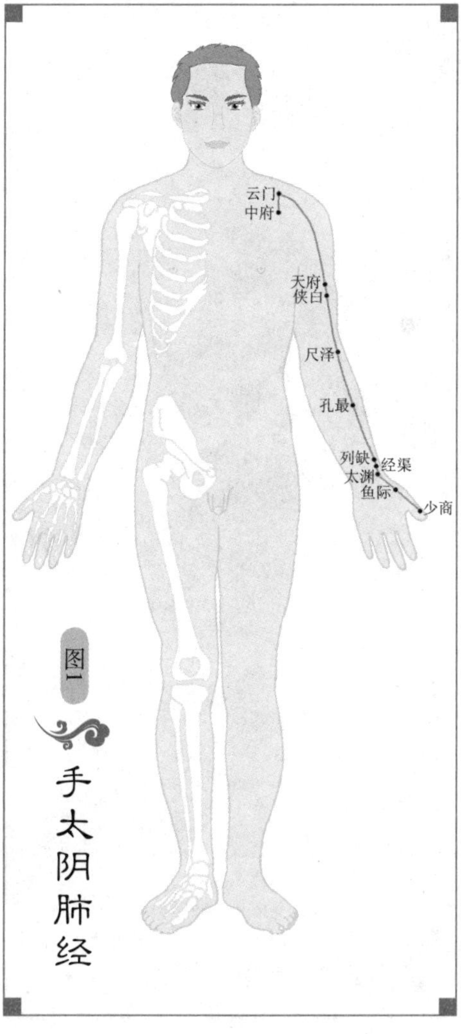

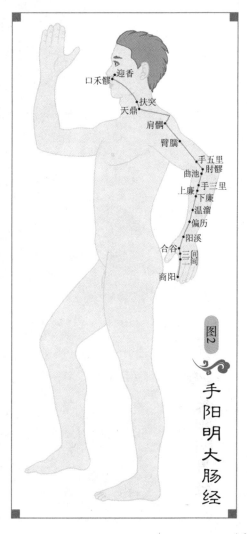

图1 手太阴肺经

云门
中府
天府
侠白
尺泽
孔最
列缺　经渠
太渊
鱼际　少商

图2 手阳明大肠经

迎香
口禾髎
天鼎　扶突
肩髃
臂臑
手五里
肘髎
曲池　手三里
上廉　下廉
温溜
偏历
阳溪
合谷
三间
商阳

◎辰时气血流注于足阳明胃经

辰时指上午7点～9点，这一时刻气血流注于胃经（图3）。人在这时候吃早餐，不但最容易消化，营养成分易被机体吸收，而且不会引起发胖，因为，此时人体的各部位机能都处于旺盛状态，需要大量的营养供给，人体不会有多余的能量堆积在体内形成脂肪。

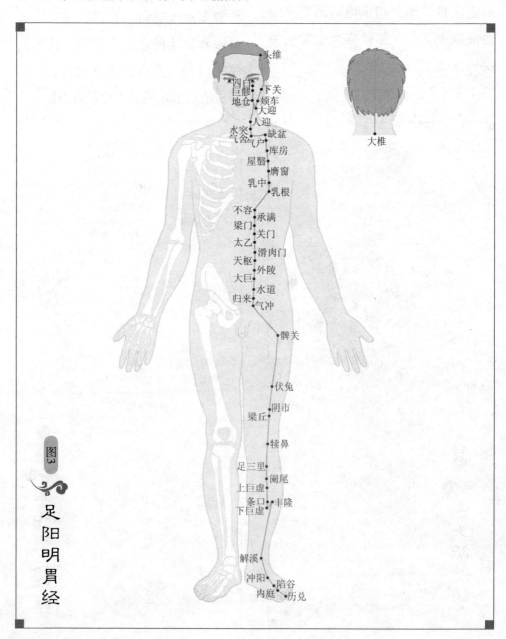

图3

足阳明胃经

◎巳时气血流注于足太阴脾经

巳时指上午9点~11点，这一时刻气血流注于脾经（图4）。中医认为脾主运化，如果脾的运化功能好的话，就可以顺利地消化和吸收，使人体得到充足且高质量的血液供给，人体会表现出精神焕发、面色红润、唇红齿白。

◎午时气血流注于手少阴心经

午时指上午11点~13点，这一时刻气血流注于心经（图5）。中医认为，心为"君主之官，神明出焉"，而午时正是阴气于阳气相互交接之时，正所谓"阴阳相搏谓之神"。俗话说：午时一小憩，安神养精气。所以说午时一定要小憩一会儿，这是最能养精气神的方法了。

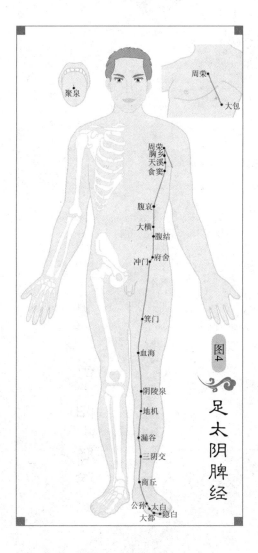

图4 足太阴脾经

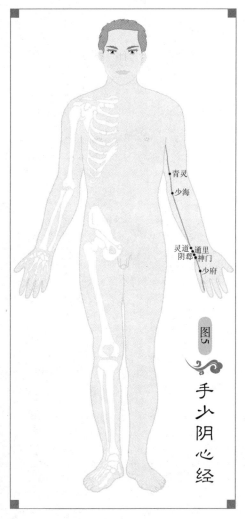

图5 手少阴心经

◎未时气血流注于手太阳小肠经

未时指下午13点～15点，这一时刻气血流注于小肠经（图6）。小肠经在未时对人一天的营养进行调整。小肠分清浊，把水液归于膀胱，糟粕送入大肠，精华上输于脾。如小肠有热，会出现烦热、小便短赤。另外，还有"未时分清浊，饮水能降火"之说，意思是未时多喝水、喝茶有利小肠排毒降火。

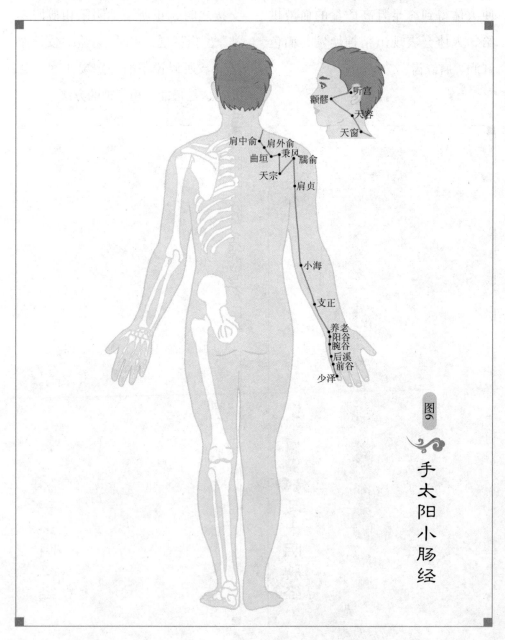

图6 手太阳小肠经

◎申时气血流注于足太阳膀胱经

申时指下午15点～17点，这一时刻气血流注于膀胱经（图7）。膀胱贮藏水液和津液，水液排出体外，津液循环在体内。俗话说的好：申时津液足，养阴身体舒。若膀胱有热可致膀胱咳，且咳而遗尿。此时适当的活动有助于体内津液循环，喝滋阴泻火的茶水对阴虚的人最有益。

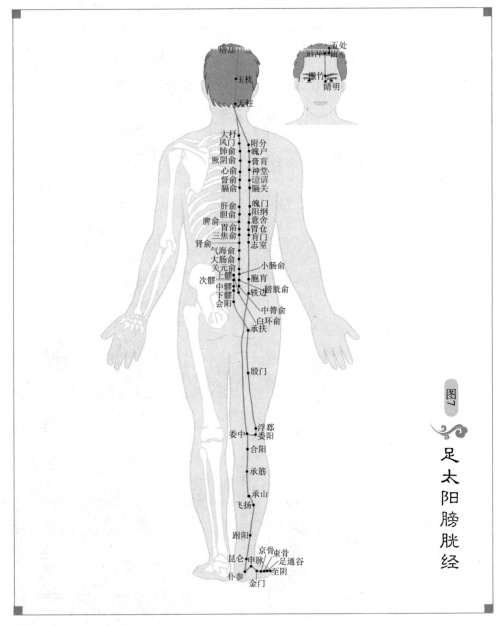

图7　足太阳膀胱经

◎酉时气血流注于足少阴肾经

酉时指下午17点～19点，这一时刻气血流注于肾经（图8）。人体这一小天地从此时开始进入收敛收藏的状态，此时身体所表现出来的病变大多是肾的收藏功能出现问题的体现，而酉时发低热则是肾气大伤。此时不适宜进行太强烈的运动，也不适宜大量喝水。

◎戌时气血流注于手厥阴心包经

戌时指晚上19点～21点，这一时刻气血流注于心包经（图9）。心包是心脏的保护组织，心包经的功能在戌时最旺盛，可清除心脏周围外邪，使心脏处于完好状态。如果心包经遭到外邪侵袭，心脏功能会受到影响。所以，我建议大家此时一定要保持心情舒畅。

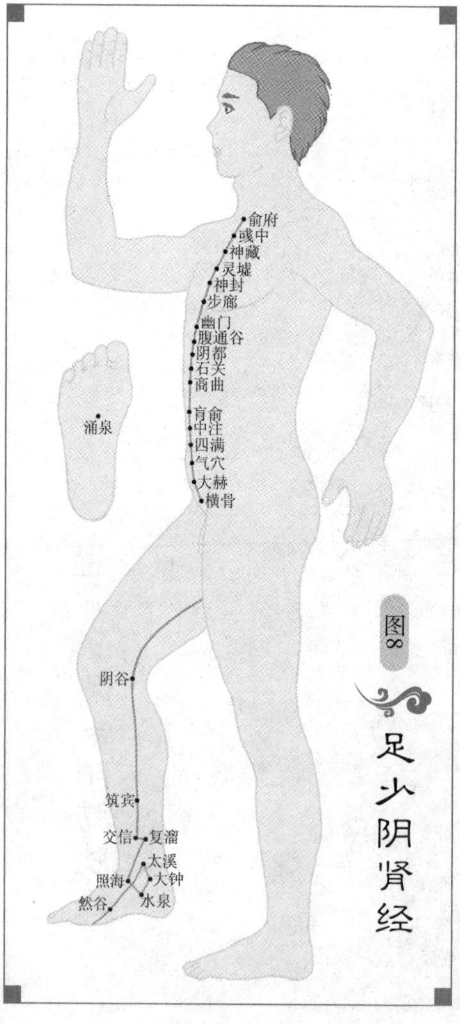

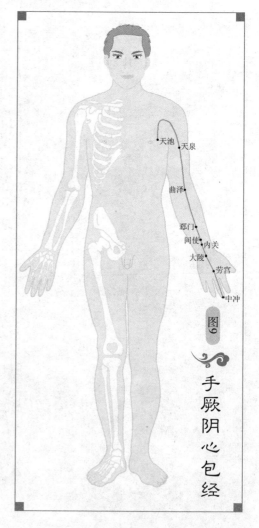

图8　足少阴肾经

图9　手厥阴心包经

◎亥时气血流注于手少阳三焦经

亥时指晚上21点～23点，这一时刻气血流注于三焦经（图10）。中医有"亥时百脉通，养身美娇容"之说。意思是说，亥时养三焦能通百脉。人如果在亥时睡眠，百脉可得到最好的休养，对身体、对美容都有很大的助益。长寿老人都有一个共同的特点，即亥时睡觉。所以，此时入睡是最佳的养生之道。

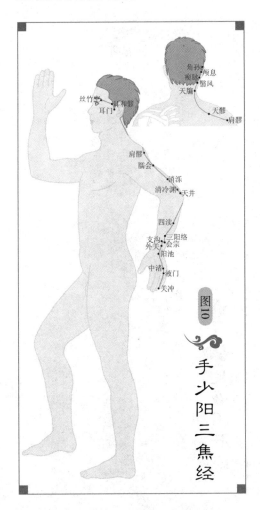

图10 手少阳三焦经

◎子时气血流注于足少阳胆经

子时指夜里23点～凌晨1点期间，这一时刻气血流注于胆经（图11），阳气发动万物滋生。

中医气机升降沉浮理论认为："畜身之气机，日日俱从子时生发。"胆气能否生发决定了脏腑功能状态，二者是成正比的。对此说法，《黄帝内经》中也有相应记载："凡十一脏取决于胆"。平日里，大家可能有过这样的体会，一般夜里九、十点钟会产生困意，但到11点时困意全消，又精神了，这就是胆经生发的缘故。虽然子时阳气的生发之力尚小，但异常活跃。此时的养生原则只有两个字——熟睡。中医理论认为，"肝之余气，泄于胆，聚而成精"。意思告诉人们，在子时前入眠，胆方能完成代谢。若反其道而行之，胆汁排毒代谢功能异常，容易生成结石。还有一种说法是，"胆汁有多清，脑就有多清。"也就是说，子时前入睡者，晨醒后头脑清晰、气色红润，没有黑眼圈。反之，如果经常熬夜到子时以后，则会出现气色青白、眼眶昏黑等问题。

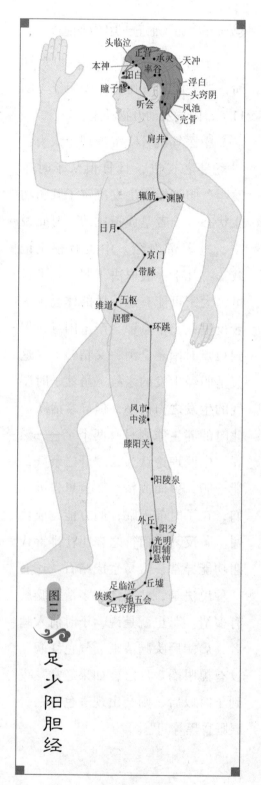

头临泣
正营 承灵
本神 率谷 天冲
阳白 浮白
瞳子髎 头窍阴
听会 风池
完骨
肩井

辄筋 渊腋
日月
京门
带脉
维道 五枢
居髎 环跳

风市
中渎
膝阳关
阳陵泉

外丘 阳交
光明
阳辅
悬钟

足临泣 丘墟
侠溪 地五会
足窍阴

图11

足少阳胆经

◎丑时气血流注于足厥阴肝经

丑时指凌晨1点～3点，这一时刻气血流注于肝经（图12）。中医理论认为："肝藏血"、"人卧则血归于肝"。意思是说，肝的主要作用是藏血，丑时入睡就是在养肝胆、养气血。如果丑时不能入睡，肝脏还在输出能量支持人的思维和行动，就无法完成新陈代谢。血液就无法归入肝脏，于健康无益。

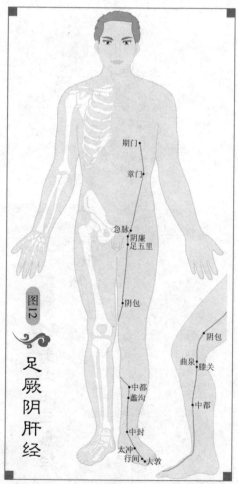

期门
章门
急脉 阴廉
足五里
阴包
阴包
曲泉 膝关
中都
中都 蠡沟
中封
太冲
行间 大敦

图12

足厥阴肝经

第五章

中医调养气血两大法宝——按摩与养生操

众所周知，人体内藏有众多的治病保健

要药——穴位，这便成就了按摩在中医治病养

生理论中的地位，人体中不乏存在具有益气养

血功效的穴位，只要按摩得当，便有收效。此

外，养生操在中医理论中也具备较为深远的历

史，合理练习则能收到补气养血的功效。

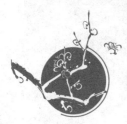

按摩疗法，古为今用

按摩与气血运行千丝万缕的联系

按摩虽然是一种非药物的自然疗法，但其作用十分强大，对多种疾病具有治疗性作用。由于本书主要是讲气血内容，在此我将针对按摩与气血的关系予以解说。

按摩过程中，按摩者会针对特定穴位运用推、拿、按、摩、揉、捏、点、拍等形式多样的手法进行治疗。按摩过程中，在各种按摩手法的刺激下会使全身肌肉放松，降低肌肉粘连性，引起血管扩张，改善血液循环，降低血液流通时的阻力，从而达到减轻心脏负荷，降低血压的作用。另外，通过刺激体表，使得刺激经过躯体神经传入脊髓，再经椎间孔到交感神经节，然后支配内脏，也可以通过刺激作用直接影响内脏功能，如通过按摩腹部调节胃肠功能。

从中医角度来讲，按摩能够达到阴阳平衡、调理脏腑、疏通经络、行气活血、温经散寒、消肿止痛、祛风除湿的效果。这一说法，与上述内容不谋而合。不过，要想使按摩的效果发挥到极致，必须依靠正确的按摩手法方可。下一节，我将对按摩的各种手法予以解说，希望对读者朋友们有帮助。

掌握正确的按摩手法

◎揉法

通过手掌、大鱼际、掌跟部位、指端、前臂的尺侧作用于按摩部位，做轻柔缓和的环旋动作。用手掌着力称为掌揉法；用大鱼际着力称为大鱼际揉法；用掌跟着力称为掌揉法；用指端螺纹面着力称为指揉法；用前臂尺侧着力称为前臂揉法。该手法要领在于以肢体近端带动远端做小幅度的环旋揉动，着力部位必须紧贴按摩处，并带动深层组织。按摩时力度要均匀、有规律，不可忽大忽小。揉动的幅度也需规律进行，同样不可过大或过小。

◎ 滚法

用手背的近小指侧部位按压在病灶处的体表位置，以腕部为轴做前后左右连续不断的滚动。此法常用于肌肉丰厚之处。该手法要领在于按摩者上肢放松，肘关节微曲；着力部位需紧紧吸附于身体的表皮位置，不可往返拖动；前臂的旋转及腕关节的屈伸应协调一致。

◎ 拿法

拇指与其余四指对合呈钳状，施以夹力，提拿肌腹，即捏而提起称为拿。此法适用于颈、肩、四肢处的经穴。该手法的操作要领在于，拿的动作要缓和，有连贯性，不要断断续续；用力时要由轻到重，不可突然用力；施力时手握空拳，前臂放松；拿捏的方向要与肌肉垂直；以掌指关节运动拿捏肌腹，指间关节不动。

◎ 拨法

以拇指螺纹面或肘尖着力于一定部位，垂直于肌腱、肌腹、条索往返推动。本法常用于周围有大的肌腱、肌腹、腱鞘、神经等分布的穴位。该手法的操作要领在于，按摩时需先按后拨；以上肢带动着力部位，掌指关节及指关节不动。

◎ 搓法

以双手夹住肢体，相对用力，做相反方向的快速搓动，同时上下或左右往返移动。该手法的操作要领在于，用力要对称，不可一边大一边小；搓的动作要快，移动的速度要放慢。

◎ 推法

以手掌或肘部着力于一定部位，进行单方向的直线推动。该法适用于经络或穴位按摩。该手法的操作要领在于，推动时用力要沉稳、速度要缓慢；着力部位要紧贴皮肤。

◎ 摩法

以食指、中指、无名指、小指螺纹面或以手掌附着在按摩部位上，做有规律的环状抚摸动作，称为摩法。以手指着力称为指摩法；以手掌着力，称为掌摩法。该手法的操作要领在于，上肢及腕部放松，轻放于按摩部位处，不可过于用力按压；以前臂带动腕部及着力部位做环形按摩动作，动作需缓慢和谐，用力宜轻不宜重。

◎点法

以指尖着力按压于人体的穴位，称为点法，也称为点穴。该手法的操作要领在于，无论选择拇指、食指还是中指，手指都需要保持一定姿势，避免在按压过程中，手指过度伸直或弯曲造成手指损伤；该法既可瞬间用力作用于某一穴位，也可在某一穴位上逐渐加大力度。

◎捻法

以拇指螺纹面及食指桡侧夹住按摩部位，上下或左右捻动。该手法的操作要领在于，捻的动作要快，移动要慢；捻动时以食指动作为主，拇指动作为辅；动作要有连贯性，不可断断续续。

◎按法

以手指、手掌或握拳时手指的背屈侧以敏捷轻快的手法，用轻重不同的力量在病患处或特定穴位上进行按压。该法可用于全身各处的经穴。该手法的操作要领在于，按压过程中逐渐用力；作用于背部时，特别强调在呼气时瞬间用力。

◎击打法

用手指或辅助器具敲打穴位或经络的方法。该手法的操作要领在

于，击打时不可太过用力；击打的频率保持一致，不可忽快忽慢。

◎抹法

用单手或双手拇指螺纹面紧贴皮肤，做上下或左右往返移动的方法。该法常用于面部穴位。该手法的操作要领在于，以手腕带动手指动作；用力均匀有规律。

🌱 找准穴位的方法

在本书中大家经常会见到某个穴位在某处几寸，这个"寸"可不是平常使用的尺子上的寸的单位，而是中医特有的长度单位。这里我介绍一种最常用的测量穴位的方法——手指同身寸。这种方法是以本人的手指为标准，进行定穴测量。

●中指同身寸：以本人的中指中节屈曲时内侧两端横纹头之间作为1寸，可用于四肢部取穴的直寸和背部取穴的横寸（图13）。

●拇指同身寸：以本人拇指指关节的横度作为1寸，适用于四肢部的直寸取穴（图14）。

●横指同身寸：又名"一夫法"，是将本人的食指、中指、无名指和小指并拢，以中指中节横纹处为准，四指测量为3寸（图15）。

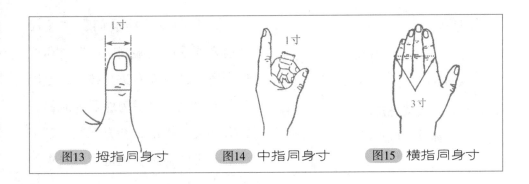

| 图13 拇指同身寸 | 图14 中指同身寸 | 图15 横指同身寸 |

养生一点通

按摩的注意事项

◇按摩前必须熟悉各种按摩手法，做到熟练应用，这对提高按摩质量很有帮助，也是安全按摩的前提条件。

◇给别人按摩时，必须保持衣着干净整齐、手部干净、指甲不可过长。

◇自我按摩时，可只穿着内衣，令按摩部位尽可能暴露在空气中，手部直接接触肌肤。

◇凡局部皮肤有破损、溃烂、骨折、结核、肿瘤等，均不适宜按摩。

◇必要时，可借助各种按摩工具或介质，如按摩棒、按摩油等。

◇一些疾病的急性发作期，如心脏病、脑血管疾病等，禁止按摩。

补气关键穴位

◎百会穴

百会穴位于头顶的正中线与两耳尖连线的交点处，是补气之要穴。中医认为，头为诸阳之会、百脉之宗。因而百会穴是各经络脉气汇聚之处。穴性属阳，又于阳中寓阴，因此能通达阴阳脉络，连贯周身经穴，是调节机体阴阳平衡的关键穴位。临床上也将百会穴作为多种疾病的治疗要穴，如头痛、高血压、低血压、眩晕、失眠等症，都离不开百会穴。

百会穴不仅是治病要穴，对于健康的人来说，常按此穴也可起到清神醒脑、增强记忆力的作用。

◎脾俞穴

脾俞穴位于人体的背部，在第十一胸椎棘突下，左右旁开两指宽处，位于足太阳膀胱经上，是人体最重要的补气穴位之一。

从字面意义上理解，脾俞穴自然与脾脏有关，那么与脾脏有关的穴位怎么会跑到膀胱经上去呢？其实，这并不难理解，脾俞穴中的"俞"通"输"，是运送的意思，脾俞是指脾脏中的湿气运送至膀胱经的意思。脾有四怕，怕湿便是其中之一。膀胱经则相当于汽车的散热器，能将人体的湿气外散出去，如果脾脏中的湿气散不出去，脾的功能就会受到影响，脾是气血生化之源，脾脏受损，气血就会虚弱。脾俞穴则是负责湿气外散的穴位，由此可见，说脾俞穴是补气的重要穴位一点也不为过。

那么，如何保证脾俞穴的功能正常呢？最好的办法即是经常按摩。可在每天20点左右，以指尖强力按压脾俞穴3次，每次10秒钟。然后将手按在脾胃处，先自右向左平推30次，再自左向右平推30次。按摩时，手掌紧贴皮肤，向下的压力不要太大。

有些朋友可能会问："按摩脾俞穴要受时间限制吗？"之所以选择每天20点左右进行按摩，是因为，此时是脾气最为虚弱的时候，此时将废弃排出，补充新气，既可缓解一天的劳累，也可为第二天的工作储备能量。

◎肺俞穴

肺俞穴位于背部，第三胸椎棘突下，旁开1.5寸处，为补气重要穴位。中医里讲，肺主一身之气，俞通输，即运输之意，由此可说肺俞穴具有调补肺气，补虚清热的作用。对于呼吸系统以及一切与气有关的疾病，均有一定的治疗作用。

许多年轻的女性，经常为了"面子"问题而大伤脑筋，为了去掉脸上的雀斑、"荞麦皮"不惜大把大把地花钱。其实，你身上就存在着免费的美容院——肺俞穴。可一面吐气，一面以手指按压肺俞穴，每天按压5次，10天为一个疗程。只要坚持进行，就能达到预期目的。不要怀疑，这是有科学依据的。中医中有"肺主皮毛"一说，肺气得到调补后，皮肤会变得滋润，毛发也会变得乌黑而光泽，久而久之即可达到祛斑美容的作用。

◎膻中穴

膻中穴位于人体胸部的正中线上，两乳头之间连线的中点，属于奇经八脉中的任脉，为补气之要穴。

《黄帝内经》中讲："膻中者，为气之海"、"臣使之官，喜乐出焉"，意思是说，膻中穴是容纳一身之气的大海。按摩此穴可打开"气闸"，让全身之气畅通无阻。按摩膻中穴多选用拇指或中指指腹，每次按摩10分钟，6次为1遍，每天按摩5遍。力度以稍有痛感为宜。

◎气海穴

气海穴位于肚脐直下约1.5寸，被誉为补气要穴。

从气海穴一词的由来看，本穴如同气之海洋，故而取名为气海。

从气海的位置来看，此穴位于肚脐下约1.5寸处，此处是人体的正中央，是生气之源，人体的真气由此而出。对于因阳气不足、生气乏源所导致的虚寒性疾病，按摩气海均能达到治疗作用。

按摩方法是，将手掌紧贴于气海穴处，先顺时针按摩200次，再逆时针按摩200次。按摩过程中，动作要轻柔，画圈的范围可逐渐加大。

◎关元穴

关元穴位于肚脐直下3寸，为任脉与足太阴脾经、足少阴肾经、足厥阴肝经的交会穴，三焦元气所发之处，联系命门真阳，是补益全身元气的要穴。

经常按摩关元穴，对气虚体质有很好的改善作用。按摩时，可将双手交叠置于关元穴上，先稍微施力按压，然后快速用贴近皮肤的手做上下推搓的动作，直到被按摩部位产生温热感为宜。

◎足三里穴

足三里位于犊鼻（外膝眼）下3寸，胫骨前缘旁开1横指处，为补气关键穴位。

中医认为，人体多气多血的经络当属胃经，而足三里即是胃经上一个重要的穴位。在人体几百个穴位中，足三里被称之为"保健要穴"及"长寿穴"，主要作用在于调理脾胃、补中益气、通经活络、扶正祛邪。对足三里施以恰当刺激，可促进气血生化与运行。民间一直流传着一句谚语"常按足三里，胜吃老母鸡"，由此可见，足三里对保健强身、延年益寿有着相当大的助益。

在这里，我教大家一种简单的按摩方法，只要做到坚持不懈，即可防病强身、精力充沛。

用大拇指或中指按压足三里，可先按左腿后按右腿，也可双腿同时进行。找准穴位后先按住几秒后迅速松开，然后再按住穴位缓慢加大力度，再迅速松开。松手时，手不离开皮肤，如此一个循环，依次做5次。每次按压穴位，以有针刺、酸胀、发热感为宜。

◎太溪穴

太溪穴位于足内侧，内踝尖与跟腱之间的凹陷处，是足少阴肾经上的主要穴位之一，被称作补气要穴。太溪穴是肾经的原穴，也就是肾脏元气流注的地方，具有补肾气、固肾阳的作用，凡因肾虚引起的各种病症，如腰膝酸软、头晕耳鸣、脱发、性功能减退等，均可通过按摩太溪穴得以缓解。

可以一边按揉太溪穴，一边做吞咽动作，这是补充肾气最好的方法，也是缓解咽喉干燥、肿痛最省事、省钱的疗法。

◎涌泉穴

涌泉穴位于足前部凹陷处第二、第三趾趾缝纹头与足跟连线的前1/3处，为全身腧穴中位置最低的一个，是肾经的第一个穴位，亦是补气关键穴位之一。

中医典籍《黄帝内经》记载："肾出于涌泉，涌泉者足心也。"意思是说，涌泉位于足心部位，是肾经之气发源之所，肾经之气通过涌泉穴涌出灌溉全身。此穴具有益精补肾、滋养五脏的作用。对活跃肾经内气、固本培元、延年益寿有很大助益。我国民间曾有"若想老人安，涌泉常温暖"之说，意思是说经常按摩涌泉，对老年人非常有益处，不仅可改善失眠多梦、神经衰弱、高血压、耳聋耳鸣、大便秘结等症状，还能增强机体免疫力，延年益寿。对于涌泉穴的按摩法有很多种，下面我为大家介绍一种既简单，又高效的方法。

拍打涌泉穴，每晚洗完脚后，坐在床上，双脚自然分开，用双手分别拍打涌泉穴，次数不限，直到脚底产生温热感为宜。此法简单易操作，可一边看电视一边进行。

✿ 补血关键穴位

◎期门穴

期门穴位于乳头直下，第六肋

间隙处，是足太阴、足厥阴、阳维诸多经脉汇集之处，是补血要穴。

从期门穴的位置来看，它是肝经气血汇聚点，只要打开了期门穴，就相当于打通了肝经，可有效缓解气血亏虚的问题。

我们再从肝经的循行角度来看，期门穴的气血是非常不稳定的，它会根据环境的变化而改变。之所以这样说，是因为肝经中的气血循行至期门穴时已接近尾声，气血一路循行给各个穴位点补充能量，到了期门穴时，气血已所剩无几。因此，一旦肝经的气血不足，期门穴的气血就会更加不足。为此，我建议人们，平时可多按摩期门穴，不但可保证肝经气血充足，还可疏解肝气，换来一个好心情。

◎章门穴

章门穴位于第十一肋游离端的下方，是养血大穴之一。

由于章门穴是八会穴的脏会之处，是五脏气血的汇聚点，也是通往五脏的门户，所以，经常刺激该穴位，可调节五脏的气血，使五脏功能得以正常发挥。

章门穴与期门穴一样，也属于募穴，属于足厥阴肝经，也是人体八大要穴之一，为脾经气血出入内脏的要地，经常按摩此穴位，可养肝血。另外，脾脏功能不好的人，经常按摩该穴，可疏肝健脾。

◎天枢穴

天枢穴位于肚脐左右2寸开外的地方（图16），是对称的两个穴位，补血要穴之一。

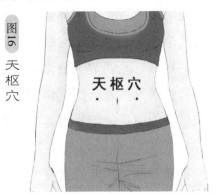

图16 天枢穴

天枢穴与胃经及大肠经关系密切，经常刺激此穴，可使胃经及大肠经更加活跃，促进胃经内气血循行，帮助气血由胃经源源不断地输送向大肠经。众所周知，胃是消化水谷精微的重要器官，胃经的气血充盈，可促进食物充分消化，就能为造血系统提供充足的营养物质，为补血奠定良好的基础。当大肠经的气血充盈时，可保证机体的排泄功能正常发挥，将体内的废物及毒素排出体外，使人体免遭侵害。

按摩时，取双手拇指指腹按

在左右两边的天枢穴处，先做向下按压的动作，然后进行按揉，顺时针、逆时针各揉200次。

◎髀关穴

许多朋友特别是老年朋友，多年来一直受关节炎、风湿的折磨，我建议大家平时多按摩髀关穴，对缓解不适很有帮助。这是因为，髀关穴是足阳明胃经由腹部进入下肢的第一个穴位，是小肠与股前之阳交会的地方，是调节下肢胃经的总穴。胃经多气多血，当气血流注到下肢的膝中时，能起到滋养、润滑的作用，对缓解膝盖疼痛帮助甚大。臀部和腿部肥胖的朋友，也可多按摩此穴，对减肥很有帮助。

由于髀关穴是足阳明胃经上的穴位，可理气和胃，治疗胃病。因此，胃部疼痛的朋友，平时可多按摩髀关穴，再配以足三里，止痛效果更佳。

◎血海穴

中医里常讲，补血找血海，补气找气海。这说明血海是人体的一个补血要穴。

从字面上来讲，"血海"顾名思义指气血充盈的大海，是脾经所生之血汇集之所。中医有"缘何血海动波澜，统血无权血妄行"之说，意思是说，一旦血海的功能失调，机体控制血液的机能失调，血液胡乱行走，人体将会出现病状。由此可见，血海还具有引血归经、治疗血病的作用。

由于脾经正好经过膝盖处，而血海穴位于膝盖上方外侧，按摩此穴可疏通脾经，使膝盖处气血充盈，从而有效润滑膝盖处，对缓解关节痛很有帮助。可选择每天上午9点～11点间按摩血海穴，此时正好是气血流注于脾经的时间，脾经处于旺盛阶段，配以合理的按摩手法，定能达到缓解病痛的目的。

◎足三里穴

足三里属于足阳明胃经上的穴位，胃经多气血，前文已经介绍了足三里的补气之功，其实该穴的补血效果也不可小觑，下面我们就来一起看看该穴的补血神效。

俗语说得好"拍拍足三里，胜吃老母鸡"。意思是说，经常按摩足三里所取得的保健功效，并不比吃老母鸡差。同样可达到补益气血、滋养脑髓的作用。对于气血亏虚引起的头晕、耳鸣、神经衰弱等症，都有非常好的改善作用。

由于足三里是足阳明胃经上的穴位，对于胃动力不足、胃气虚弱的人，经常按摩此穴也可达到改善不适症状的目的。

◎三阴交穴

三阴交位于小腿内侧，脚踝骨的最高点往上3寸处（图17），是肝、脾、肾交会的穴位，脾统血、肝藏血、肾生血，因此三阴交有调和气血、补肾养肝之功。

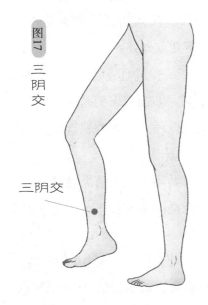

图17 三阴交

三阴交

随着亚健康状态的年轻化，许多人开始关注自身的健康问题，四处寻访名医，与其如此，不如开发我们自身的潜力。三阴交穴就相当于我们身体上一个巨大的健康宝库，启动它，就可保持气血充沛，增强脏腑机能，改善亚健康状态，

从而达到延缓衰老、延年益寿的终极目标。另外，三阴交穴也被称作脾脏的大补穴位，由于脾脏具有向外散发湿气的作用，每天中午11点，脾经当令的时候，对三阴交穴进行刺激，能把身体里面的湿气排出体外，避免机体受寒湿侵害。

◎隐白穴

隐白穴位于脚部大脚趾的内侧，在趾甲旁边一点的位置，补血功效十分显著。

从其字面意思上来分析，隐是隐秘的意思；白是肺之色也，气也，本穴内的气血蒸发外出，非常隐秘不易被人察觉，因此取名为隐白穴。

脾脏具有统血作用，而隐白穴是脾经上的第一个穴位，经常按摩此穴可达到健脾统血的目的。另外，该穴的另一个典型特点是止血功效强，一切出血问题如流鼻血、月经量过多等，都可通过按摩此穴得到缓解。

隐白穴也是脾经上的井穴，所谓井穴是"汲养而不穷"之意。经常按摩此穴，就能疏通脾经，促使气血源源不断地生化。由此看来，隐白穴被誉为补血大穴一点也不为过。

养生操中藏玄机

运动养生的机理

中医里将精、气、神合称为"三宝"，与人体生命息息相关。运动养生则贯穿了这三个环节，调控自身的意识以养神；以意识带领气息运行，通过调整呼吸来练气，以气在体内的运行来推动血液周流于全身；以气导形，通过形体、筋骨关节的运动，使全身经脉畅通无阻，从而将营养送达至全身各处。如果能做到形神兼备，则百脉畅通，内外相和，脏腑谐调，机体达到"阴平阳秘"的状态，这对提高健康指数、保持旺盛的生命力有很大帮助。

从现代医学角度来讲，经常运动还具有如下几点好处：

●维护心脏机能：可提高心肌活力，增加收缩力量，促进血液循环，这是加强心脏功能及提高肺脏呼吸功能的最有效的方法，进一步改善末梢循环。

●改善内脏的血液循环：运动会加快全身的血液循环，为各个脏器提供充足的营养物质，有利于脏器的生理功能。

●有益于神经系统健康：运动可改善体内的血液循环，为大脑提供更多的营养物质，从而加快脑细胞的代谢，使大脑的功能得以充分发挥，从而达到滋养神经系统的目的。

●提高免疫力：运动可提高人体的抗病能力，从而使人体的生命力更加旺盛。

●增加膈肌和腹肌的力量：在运动过程中，膈肌和腹肌的力量会得到提高，从而加快胃肠蠕动，防止食物在消化道中滞留，有利于消化吸收。

●增强肌肉关节的活力：经常运动，肌肉及关节的灵活度会得到改善，使人动作灵活轻巧，反应敏捷、迅速。

运动养生的原则

我们讲运动有益于健康，但却不可肆意而为。讲求正确的运动方式，才能达到健身、治病、益寿延年的目的。那么有些读者朋友可能会问了："什么样的运动才可称得上是正确的呢？"由于运动本身存在一套系统的理论、原则和方法，注重和强调机体内外的协调统一，和谐适度。下面就针对运动养生的原则问题，我给大家归纳出两点：

◎运动贵在于坚持

俗语说得好："流水不腐，户枢不蠹"，这句话阐明了"动则不衰"的道理，也强调了经常、不间断的重要性。这一观点与运动养生的原则之一——坚持不懈不谋而合。只有持之以恒、坚持不懈地将运动进行到底，才能从根本上提高身体素质，改善健康状态。如果采取三天打鱼两天晒网式运动方法，根本达不到健身、养生的目的。

◎掌握分寸，不宜过量

运动的最终目的是改善健康状态，倘若不能很好地控制运动量，不但达不到预期目的反而对健康有害。归纳来说，运动量太小则达不到锻炼目的，起不到健身作用；运动量太大则超过了机体耐受的限度，反而会使身体因过劳而受损。唐代名医孙思邈在医学典籍《备急千金要方》中指出："养性之道，常欲小劳，但莫大疲及强所不能堪耳"。意思是说，养生的关键在于经常运动，但运动量不可过大，使身体感到疲惫不堪则对健康无益。所以，运动健身强调适量的锻炼，要循序渐进，不可急于求成。操之过急，往往欲速而不达。

🌿 五禽戏

五禽戏是传统的健身术之一，相传是汉代名医华佗所创。是根据观察许多动物后，以模仿虎、鹿、熊、猿、鸟五种动物的形态和神态，来达到舒活筋骨、调理经脉的目的。五禽戏还结合了人体的脏腑、经络、气血功能，将中华传统的导引、吐纳之术融于其中，养生效果可见一斑。

◎虎戏

虎戏即模仿老虎的形象，取其神气、善用爪力和摇首摆尾、鼓荡周身的动作。该动作的要领在于要意守命门，命门是元阳会聚的地方，是精血之海，元气之根、水火之宅，意守此处，有益肾强腰，壮骨生髓的作用，可以通督脉、去风邪。虎戏包括虎举和虎扑两式，具体做法如下：

虎举

①站立，双臂自然垂于身体两侧，调整好气息。双臂略微抬起，掌心向下，十指撑开，看起来呈虎爪状，目视双手，随即双手外旋、上举至与肩同高，从小手指起依次弯曲内收至双手握拳。两拳沿体前缓慢上举至头顶上方，十指撑开，恢复虎爪状，目视两掌。

②接上一步，两手在此从小手指起依次弯曲内收至双手握拳，双手内旋，使拳心相对，眼睛依然注视双拳。

③接上一步，双肘弯曲，双手由拳变成掌下按，沿身体前侧下落至腹前，目视双手。以上动作重复3遍后，两手自然下垂于身体两侧，目视前方。

虎扑

①站立，双腿分开与肩同宽，双臂自然下垂于身体两侧。双手握空拳，手肘弯曲，上臂沿身体两侧上提至与肩同高，目视前方。

②双拳向上、向前画弧伸展，十指撑开，呈虎爪状，掌心向下；同时，上身前俯，挺胸塌腰，目视前方。

③双腿微曲，收腹含胸，同时，双手向下画弧至双膝两侧，掌心向下，目视下方。随后，双膝绷直，身体后仰，屈肘将双手提至胸前侧。目视前上方。

④左腿屈膝，膝盖上举至身体极限，双手上举。曲右腿的同时，左腿向前跨出一步，脚跟着地，身体随同左腿着地向前弯曲，双手由拳变成虎爪状向前、向下扑至膝前两侧，掌心向下，目视下方。随后，左脚收回，身体直起，恢复到自然站立姿势。以上动作完成后，换另一侧重复动作。

◎鹿戏

鹿戏即模仿鹿的形象，取其长寿而性灵，善运尾闾，尾闾是任、督二脉通会之处，鹿戏意守尾闾，可以引气周流于全身，通经络、行血脉、舒展筋骨。鹿戏分为鹿抵、鹿奔两式，具体做法如下：

鹿抵

①站立，双腿微曲，脚尖向外。左脚经由右脚内侧向左前方迈出，脚跟着地，身体随之右转，于此同时，双手握空拳，双臂水平抬起与肩同高，左臂内收至与胸齐，目视右手方向。

②左脚尖着地，膝盖弯曲，右腿膝盖伸直，身体向左转，双手中指、

无名指呈握拳状，其余手指伸直，呈鹿角状，左手小臂向外旋，指尖指向左上方，右臂缓缓抬起高过头部，指尖指向左上方，目视右脚脚跟处。

③保持上一步动作，整个身体向后扭转至身体极限，该动作坚持一段时间。身体右转，左脚收回，开步站立，两手向上、右、下画弧，手握空拳至于身体前侧，目视前方。

鹿奔

①站立，双脚分开与肩同宽，左脚向前跨出一步，屈膝，右腿伸直呈左弓步，手握空拳，向上、向前画弧至身体前侧，手腕向下弯曲，使双拳放在头部两侧，目视前方。

②左膝伸直，脚掌着地，右膝弯曲，上身前倾，背部弓起，双臂沿两耳沿线向前伸出，双手变成鹿角状，手心向外，使整个头部夹在两大臂间，该动作保持一段时间。

③上身抬起，右腿伸直，左腿呈弓步，双臂外旋，手握空拳，双肘回收，使双拳至于肩部前方，目视前方。然后，左脚收回，开步站立，两手由拳变掌，落于身体两侧，目视前方。

以上动作完成后，换另一次重复相同动作。

◎熊戏

熊戏即模仿熊的形象，熊身体笨拙，力大无穷，外静而内动。要求意守脐内，以调和气血。练熊戏时，着重于内动而外静。这样，可以使头脑虚静，意气相合，贞气贯通，且有健脾益胃之功效。熊戏同样分成两式，熊运及熊晃，具体做法如下：

熊运

①站立，双腿拆开与肩同宽，手握空拳至于小腹部，目视双拳。

②以腰、腹部为轴，上身按逆时针方向画圈，两拳沿右肋、上腹、左肋、下腹画圆。以上动作完成后，换另一侧重复相同的动作。

熊晃

①站立，双腿分开与肩同宽，左腿上提，带动左脚离地，左膝微曲，手握空拳呈熊掌状，目视前方。

②左脚向左前方落地，右腿绷直，身体向右转动，左臂内旋靠于身体前侧，左拳摆至左膝上方，右拳摆至体后，目视左前方。

③身体左转，右腿屈膝，左腿向前伸直，重心后移，转腰晃肩，右臂

向前摆动至右拳至于左膝上方，左臂摆向体后，目视左前方。身体右转，左腿屈膝，右腿伸直，左臂内旋前靠，左拳摆至左膝前上方，右拳摆至体后，目视左前方。

以上动作完成后，换另一侧做相同动作。

◎猿戏

猿戏即模仿猿的形象，猿性机警灵活，好动无定。练此戏就是要外练肢体的灵活性，内练神意守中，达到思想清静，体轻身健的目的。要求意守脐中，以求形动而神静。猿戏同样分为两式，猿提及猿摘，具体做法如下：

猿提

①站立，双脚略微分开，与肩同宽。双手置于体前，手指快速分开，再曲腕紧撮成猿钩状。

②两肘弯曲，双手上提至胸部，耸肩、收腹、提肛，同时脚跟提起，头快速向左摆动，目视左方。

③头转正，两肩下沉，松腹落肘，双手打开呈掌状下按，再自然落于身体两侧，双眼目视前方。

猿摘

①自然站立，左脚向左后方退步，脚尖点地，右腿曲膝，左臂曲肘，左掌成猿钩状至于左腰侧，右掌向前方抬起，掌心向下。左脚紧贴于地面，屈膝下蹲，右脚收起至左脚内侧，脚尖点地呈右丁步，右掌向下经腹部前方向左下方画弧至头左侧；眼睛随右掌动，再转头注视右前方。

②右掌内旋，掌心向下，沿体侧下按至左髋侧，目视右掌，右脚向右前方迈出一步，左腿蹬直，身体重心前移，右腿伸直，左脚尖着地；右手手掌经过身体前方向右上方画弧，举至右上侧形成猿钩形状，左掌向前、向上伸举，手腕向下弯曲，形成采摘的姿势，目视左掌。

完成以上动作后，换另一侧做相同动作。

◎鸟戏

鸟戏又称鹤戏，即模仿鹤的形象，动作轻翔舒展。练此戏要意守气海，气海乃任脉上的要穴，鹤戏可以调达气血，疏通经络，活动筋骨关节。鸟戏同样分成两式，鸟伸和鸟飞，具体做法如下：

鸟伸

①双腿并拢、微曲站立，双手掌交叠置于小腹处，左手在上右手在下。

②双腿分开与肩同宽，膝盖绷直，交叠的双手上提高举至头顶上方，指尖向前，身体前倾、提肩、缩颈、塌腰、挺胸，目视前方。

③膝盖微屈，双手相叠向下按压至腹前，身体挺直，目视手掌。

④双腿绷直，左腿后摆至身体极限，两掌张开，自身体两侧向身后摆动，做成鸟飞的动作。挺胸、抬头、伸颈、塌腰，目视前方。

以上动作完成后，换另一侧做相同动作。

鸟飞

①接上一招式，恢复到上式第一步动作。

②右腿伸直，左腿屈膝上提，脚背绷直，脚尖指向地面。双臂侧平举至与肩同高，目视前方。

③左脚落于右脚旁，脚尖点地，两腿微曲，双手掌交叠置于小腹部，左手在下，右手在上。

④右腿绷直，左腿屈膝提起，脚尖指向地面，脚背绷直。双臂伸直高举过头，手指朝前，目视前方。

⑤恢复到第一式，第一步动作。以上动作完成后，换另一侧做相同动作。

以上便是我为大家推荐的五禽戏，要想练好五禽戏，必须得其要领

方可为之，具体归纳出以下几点：

● 呼吸均匀：呼吸要平静自然，用腹式呼吸，均匀和缓。吸气时，口要合闭，舌尖轻抵上腭。吸气用鼻，呼气用嘴。

● 全身放松：练习五禽戏最忌讳的就是全身紧绷，身体过分僵直、紧张，无法发挥其养生功效。所以，练习前，可先调整呼吸，使全身完全处于放松状态，这样做有助于气血通畅，精神振奋。

● 动作自然：五禽戏的动作各有不同，如熊之沉缓、猿之轻灵、虎之刚健、鹿之温驯、鸟之活泼，等等。练功时，应据其动作特点而进行，动作宜自然舒展，不要拘紧。

● 专注意守：练习时，千万杜绝私心杂念，将精神专注于调息、动作之上。

补气六字诀

有一次我和一位朋友去公园散步，映入我们眼帘的是一位瘦高个儿的老者，正在一棵大树下发出嘘、呵、呼、呬、吹、嘻的声音，朋友没有见过此类练功方法，便走到老者旁边，打听这一套路的出处，老者很不高兴地看了他一眼，

生硬地说："年轻人见识浅薄，这是六字诀"。朋友如丈二和尚摸不着头脑，无奈地看着我，我笑了笑，拍拍他的肩膀，说："这也不能怪你，你们年轻人喜欢激烈的运动健身方式，对这种功法自然不熟悉，这是非常有效的补气法，被称之为'补气六字诀'。"朋友对此似乎非常感兴趣，拉着我了解这一功法的妙用，我见他对知识如此渴望，便坐下来为他讲解。今天，我也将此拿出来与读者朋友们一同分享，希望能对你的健康有所帮助。

补气六字诀是古代流传下来的一种吐纳养生法，它的最大特点就是通过呼吸引导，调动五脏六腑之气。五脏六腑之气混浊，人就会生病，如果将五脏六腑的浊气吐出，再吸纳进清新之气，人就会恢复健康。我上面提到的嘘、呼、呵、吹、呬、嘻即是吐气时必须发出的声音。读者朋友们可千万不要小看这五个声音，每个声音都对应了五脏中的一个脏器，下面我逐一介绍给大家。

◎ "嘘"字对应肝脏

要想呼出肝脏上的毒气，就要发出"嘘"的声音，口型为两唇微合，有横绷之力，舌尖向前并向内微缩，上下齿有微缝。具体做法为：

①两足开立，与肩同宽，头部摆正，目视前方，含胸拔背，松腰松胯，双膝微屈，双臂自然垂直于身体两侧，全身放松，自然呼吸。

②深深吸气，然后呼出肝脏中的浊气。呼气时念嘘，读（xū）。足大趾轻轻点地，双臂自小腹前缓慢抬起，手背相对，直到双臂与肩同高，两臂再向上、向左右分开，手心斜向上方。随呼气之势尽力瞪圆眼睛（图18）。

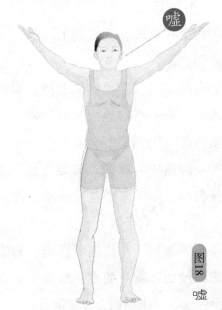

嘘

图18

嘘

◎ "呼"字与脾脏对应

要呼出脾经的毒气，就要发"呼"的音。呼，读（hū），口型为撮口如管状，舌向上微卷，用力前伸。具体做法为：

①准备动作同上。

②深深吸气，呼气时发出"呼"的声音，足大趾轻轻点地，双肘微曲，两手自小腹前抬起，手心朝上，十指弯曲，呈虎爪状，抬至脐部（图19）。

③右手旋掌，手指伸直，紧贴于小腹部，左臂外旋带左手上托至头顶（图20）。

④呼气尽吸气时，左臂内旋变为掌心向里，从面前下落，同时右臂回旋掌心向里上穿，两手在胸前交叉，左手在外，右手在里，两手内旋下按至腹前，自然垂于体侧（图21）。

结束后，换另一侧做相同动作。

◎ "呵"字对应心脏

要呼出心经的毒气，就要发"呵"字音。呵，读（kē），口型为半张，舌顶下齿，舌面下压。具体做法为：

①准备动作同上。

②深深吸气，呼气时念"呵"字，足大趾轻轻点地，两手掌心向后，双臂自然垂直于身体两侧，由小腹前抬起，经体前至胸部两乳中间位置时向外翻掌，上托至眼部。呼气尽吸气时，翻转手心向面，经面前、胸腹缓缓下落，垂于体侧，结束本次呼吸。如此动作6次为1遍（图22）。

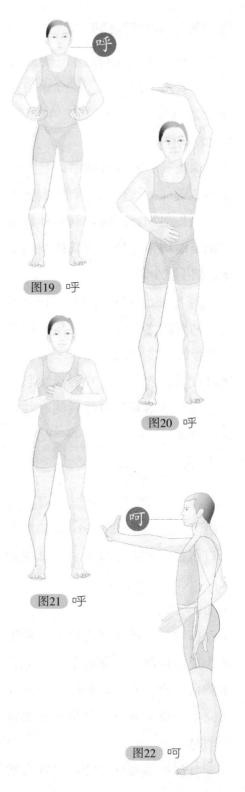

图19　呼

图20　呼

图21　呼

图22　呵

◎ "吹"字对应肾脏

要呼出肾经的毒气，就要发"吹"字音。吹，读（chuī）。口型为撮口，唇出音。具体做法为：

①准备动作同上。

②深深吸气，呼气读吹字，足五趾抓地，足心空起，两臂自体侧提起，绕长强、肾俞向前划弧并经体前抬至前胸锁骨处，两臂撑圆如抱球，两手指尖相对。

③双膝弯曲，身体下蹲，上身挺直，两臂随之下落，呼气尽时两手落于膝盖上部（图23）。

④呼气尽，随吸气之势慢慢站起，两臂自然下落垂于身体两侧。共做6次为1遍。

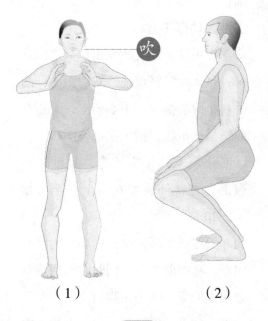

（1）　　　　　　（2）

图23　吹

◎ "呬"对应肺脏

要呼出肺经的毒气，就要发"呬"字音。呬，读（sī）。口型为开口张腭，舌尖轻抵下腭。具体做法为：

①准备动作同上。

②深深吸气，呼气时念呬字。两手从小腹前抬起，逐渐转掌心向上，至胸前，两臂外旋，翻转手心向外成立掌，指尖对喉，然后左右展臂（图24）。

③呼气尽，随吸气之势，两臂自然

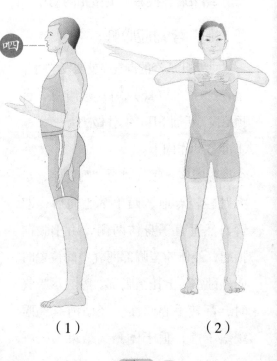

（1）　　　　　　（2）

图24　呬

下落垂于体侧，重复6次为1遍。

◎ "嘻"字对应三焦

要呼出三焦的毒气，就要发"嘻"字音。嘻，读（xī）。口型为两唇微启，舌稍后缩，舌尖向下。具体做法为：

①准备动作同上。

②深深吸气，呼气，念"嘻"字，足五趾点地。两手自体侧抬起掌心向上，十指弯曲，如捧物状，从腹部经过至与胸平齐。

③两臂外旋翻转手心向外，并向头部托举，两手心转向上，指尖相对。吸气时五指分开，由头部循身体两侧缓缓落下并以意引气至足趾端。重复6次为1遍（图25）。

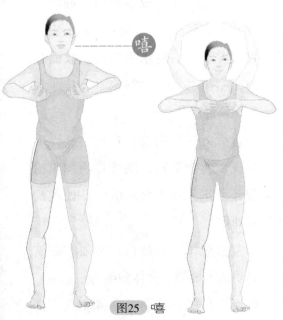

图25 嘻

八段锦

八段锦是我国民间广泛流传的一种健身术，据有关文献记载已有八百多年历史。八段锦属于古代导引法的一种，是将形体活动与呼吸运动互相结合的健身法。活动肢体对舒展筋骨、疏通经络非常有帮助，如果配合呼吸运动，则可达到行气活血，使新鲜的气血流遍全身，营养脏腑。经常练习八段锦可起到保健、防病治病的作用。八段锦因其练法不同又分为坐式八段锦及站式八段锦，由于本功法篇幅过长，在这里我只为读者朋友介绍其中的一种——站式八段锦，希望能带领读者朋友们走进健康殿堂。

读者朋友注意，为了让大家更好的记住各个招式，八段锦又编成了一则歌诀：

双手托天理三焦，左右开弓似射雕。调理脾胃臂单举，五劳七伤往后瞧。摇头摆尾去心火，两手攀足固肾腰。攒拳怒目增力气，背后七颠把病消。

下面我就为读者朋友一一讲解八段锦的八个招式：

①双手托天理三焦：自然站立，双腿分开与肩同宽，含胸收腹，腰脊

放松。双手自身体两侧缓缓上举至头顶上方，双手翻掌，掌心向上，状似托物。后脚跟随着双手向上托举而起落，托举数次后，双手翻掌，改手心向下，沿身体前缓缓按至小腹，恢复自然站姿。

②左右开弓似射雕：左脚外跨一步，右腿屈膝，身体下蹲成马步状，双手握成空拳置于两髋外侧，随后，自腹前向上画弧提至胸前，右臂向后拉使右手与右乳间距两个拳头大小，右手高度与右乳齐平，感觉如拉开弓弦；左手由空拳变成掌用力向左侧推出，头向左转，目视左手方向，该动作保持一段时间，随即将身体上起，顺势将两手向下画弧收回于胸前并同时收回左腿，还原成自然站立姿势。

③调理脾胃臂单举：左手缓缓自体前抬起，高举过头，翻掌使掌心向上，用力托出，同时，右手掌心向下，用力向下按。该动作反复多次后，还原至自然站立姿势。

④五劳七伤往后瞧：自然站立，双脚分开与肩同宽，双手在身体两侧自然下垂，以腰腹部为轴上半身向左转动，目视左后方，该动作保持一段时间，上身缓缓转正，再向右方转动，如此反复多次。

⑤摇头摆尾去心火：自然站立，双腿分开略大于肩宽，屈膝，上身下沉，成骑马步状。目视前方，双手自然置于双膝上，双肘部指向外侧。以腰部为轴，将躯干画弧摇至左前方，稍停顿片刻，再向相反方向转，画弧摇至右前方。反复十数次。

⑥两手攀足固肾腰：自然站立，双腿并拢，膝盖绷直，以腰部为轴，身体前倾，双手顺势攀住脚部，该动作保持一段时间后，慢慢放松恢复到自然站立姿势。

⑦攒拳怒目增力气：自然站立，双腿分开略大于肩宽，屈膝，上身下沉呈骑马步状，双肘弯曲，握拳，双拳至于腹部。左拳向前方击出，目视左拳，右臂水平后拉；收回左拳，击出右拳，左臂水平后拉，如此反复此动作。

⑧背后七颠把病消：自然站立，手并拢，腰背挺直，顺势将两脚跟抬起，稍作停顿，脚跟落地，如此反复动作。

要想练好八段锦，必须掌握该套功法的要领，大体归纳为三点：

●意守丹田：练功时需将注意力集

中于肚脐处。

●呼吸均匀：要自然、平稳、腹式呼吸。

●柔刚结合：全身放松，用力轻缓，切不可用僵力。

超简单拍手养生法

众所周知，乾隆皇帝的寿命很长，要追究其养生之道，可从他的一首诗里略见端倪："掌上旋日月，时光欲倒流。周身气血清，何年是白头？"这首诗的意思是说，人类的手掌上藏着健康的秘密，掌握了这个秘密，时光就能倒流，那么这个秘密是什么呢？那就是拍手，拍手能疏通经络，打通全身气血，使五脏六腑得到滋养。有的读者朋友可能会认为这种说法夸大了拍手的作用。我们暂且不究乾隆皇帝究竟是否因此而长寿，单就拍手这一运动来说，确实有很强的保健功效。不要小看这一简单动作，它是一种至刚至阳的养生方法，其主要功能就是补气。由于手是阳气的大本营，脚是阴气的大本营。手部有三阴三阳经穴和反射区，拍手可以震动阳气，推动全身气机的运行。

这里，我提倡大家早上拍手，这是为什么呢？因为早上天地间的阳气开始生发，人体的阳气也逐渐旺盛，此时拍手可促进阳气的生发，有利于全身气血的运行。

有的读者朋友说："既然拍手那么神奇，那就拍吧，这也太简单了！"事实上，可千万别小瞧这简单的拍手动作，里面暗藏玄机，很有门道的，只有掌握了正确的方法，才能把拍手的功效发挥到极致。下面我就为大家介绍一种既简单，又高效的拍手运动。

①十指分开，手掌对手掌，手指对手指均匀拍打。刚开始拍打时力度可稍微轻些，以后逐渐加重（图26）。

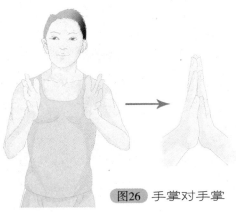

图26 手掌对手掌

②十指稍微弯曲，拍打下去时，使手指尖与手掌边缘部分相触，这种方法的击打面积较小，作用也稍差一些，因此可延长拍打时间（图27）。

③双手手背相对，两手背相互拍打（图28）。

④左右手虎口相对，相互拍打（图29）。

⑤以一手的小鱼际侧拍打另一手掌心，拍打数次后换另一侧做同样动作（图30）。

⑥以一手的大鱼际部位拍打另一只手的掌心，拍打数次后换另一侧做同样动作（图31）。

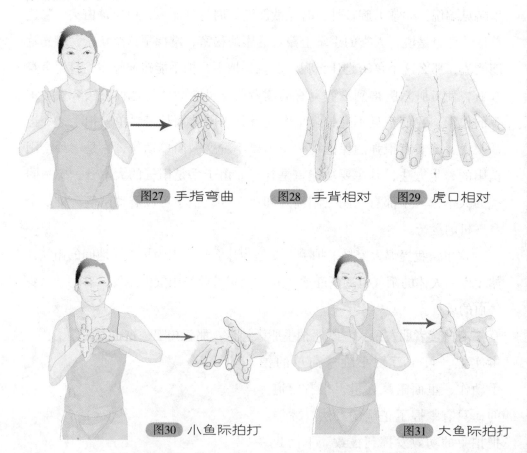

图27 手指弯曲　　图28 手背相对　　图29 虎口相对

图30 小鱼际拍打　　图31 大鱼际拍打